Kollegiale Beratung für Gesundheitsberufe

Marion Roddewig, ausgebildete Krankenschwester, ist seit 1991 in der Ausbildung sowie Fort- und Weiterbildung von pflegerischen Berufen tätig. Sie arbeitet als systemische Beraterin und systemische Supervisorin, freiberufliche Dozentin (Arbeitsschwerpunkte Gesundheitsförderung, sozialpsychologische Beratung und Kollegiale Beratung) sowie Lehrbeauftragte an verschiedenen Hochschulen.

Marion Roddewig

Kollegiale Beratung für Gesundheitsberufe

Ein Anleitungsprogramm

Mabuse-Verlag
Frankfurt am Main

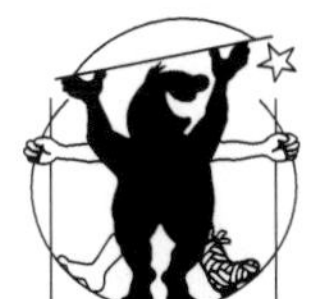

Bibliografische Information der Deutschen Nationalbibliothek
Die Deutsche Nationalbibliothek verzeichnet diese Publikation in der Deutschen Nationalbibliografie; detaillierte bibliografische Daten sind im Internet unter: http://dnb.dnb.de abrufbar.

Informationen zu unserem gesamten Programm, unseren Autor/inn/en und zum Verlag finden Sie unter: www.mabuse-verlag.de.

Wenn Sie unseren Newsletter zu aktuellen Neuerscheinungen und anderen Neuigkeiten abonnieren möchten, schicken Sie einfach eine E-Mail mit dem Vermerk „Newsletter" an: online@mabuse-verlag.de.

4. Auflage 2023

Kasseler Str. 1 a
60486 Frankfurt am Main
Tel.: 069 – 70 79 96–13
Fax: 069 – 70 41 52
verlag@mabuse-verlag.de
www.mabuse-verlag.de
www.facebook.com/mabuseverlag

Satz und Gestaltung: Martin Vollnhals, Neustadt a. d. Donau
Umschlaggestaltung: Vogelsang Design, Aachen
Umschlagabbildung: fotolia.com, © Andrey Popov
Druck: SOL Service GmbH, Schrobenhausen

ISBN: 978-3-86321-402-9
Printed in Germany

Inhaltsverzeichnis

Einleitung

> „Professionelle Helfer müssen auch lernen, mit dem Stress angemessen umzugehen. Sie müssen darauf vorbereitet sein, dass sie nicht immer Erfolg haben, nicht immer Dankbarkeit ernten und nicht von allen Kollegen anerkannt werden.“1

Wolfgang Schmidtbauers Aussage beschreibt treffend die Intention, die dazu geführt hat, dieses Anleitungsprogramm zu entwickeln: Menschen, die im Gesundheitswesen arbeiten, sollen Strategien an die Hand bekommen, um die Anforderungen des beruflichen Alltags besser bewältigen zu können. Dazu gehört, neben dem fachlichen Austausch, die eigene Berufsrolle und berufliche Tätigkeit reflektieren zu können, sich praktische Beratungskompetenzen anzueignen, und in der Lage zu sein, strukturiert und zielgerichtet Lösungen für konkrete Probleme zu finden.

Das vorliegende Anleitungsprogramm zum Erlernen von *Kollegialer Beratung für Gesundheitsberufe* wurde an einer Schule für Pflegeberufe entwickelt und evaluiert. Die Entwicklung wurde durch eine Langzeitstudie[2] begleitet. Der Vergleich von Experimental- und Kontrollgruppe hat gezeigt, dass das Anleitungsprogramm dazu beiträgt, Handlungs- und Problemlösekompetenz zu entwickeln und die Widerstandsfähigkeit gegenüber Stress zu erhöhen. Inzwischen hat das Anleitungsprogramm auch in anderen Gesundheitsberufen Verbreitung

1 Schmidtbauer 2002, S. 13
2 vgl. Roddewig 2013

gefunden, und, seit seiner ersten Veröffentlichung 2013[3], einige Veränderungen und Ergänzungen erfahren.

Die Themen, die in der *Kollegialen Beratung* zum Gegenstand werden können, sind vielfältig. Aus den Berichten während der Evaluationsphase[4] und persönlichen Beobachtungen während einer ganzen Reihe von Anleitungsseminaren geht hervor, dass von den teilnehmenden Personen am häufigsten Beziehungskonflikte mit anderen Kollegen, vorgesetzten Personen oder Auszubildenden zum Inhalt von kollegialen Beratungssitzungen werden. Aber auch schwierige gruppendynamische Prozesse, die ein ganzes Team betreffen, können Anlässe für *Kollegiale Beratung* sein.

Überlastungssituationen sind ein weiteres zentrales Thema. Dabei kann die Schilderung von Überlastung auch den privaten Bereich einschließen, wenn die Gründe für Überlastung in einem Interrollenkonflikt (Ungleichgewicht der sozialen Rollen) einer Person zu suchen sind. Aber auch die Reflexion der eigenen beruflichen Rolle trägt zur Klärung bei und kann so die Professionalisierung des beruflichen Handelns fördern.

In der *Kollegialen Beratung* muss es nicht ausschließlich um die Lösung von Problemen oder Selbstreflexion gehen. *Kollegiale Beratung* kann bei der Begleitung von Veränderungsprozessen oder der Bewältigung neuer Aufgaben eine wertvolle Unterstützung sein.

Mit diesem Handbuch zum Anleitungsprogramm wende ich mich an Menschen, die im Gesundheitswesen tätig sind, besonders an Lehrende, Aus- und Fortbildende und deren Lernende in den Gesundheitsberufen: Ihr Elan und ihre ethischen Vorstellungen sind entschei-

---

3 Das Anleitungsprogramm in seiner ursprünglichen Form ist in der Dissertationsschrift *Kollegiale Beratung in der Gesundheits- und Krankenpflege Auswirkungen auf das Emotionale Befinden* veröffentlicht (Roddewig 2013).

4 vgl. Roddewig 2013, S. 340

dende Faktoren für die Wirksamkeit und Qualität von Handeln im Gesundheitswesen.

Als Methode des selbstgesteuerten Lernens kann *Kollegiale Beratung* im Studium und in Aus- und Weiterbildung sinnvoll eingesetzt werden. Aus diesem Grund ist das Handbuch gleichermaßen als Lehr- und Lernbuch konzipiert, das den Einstieg in *Kollegiale Beratung* erleichtern möchte. Anhand authentischer Beispiele, häufig aus dem Ausbildungskontext, wird die Durchführung jeder Methode veranschaulicht. Dazu gehören auch alle wesentlichen Informationen über Rahmenbedingungen und Gestaltung der einzelnen Sitzungen.

Das Buch gliedert sich in einen theoretischen Teil, der im ersten Kapitel hauptsächlich die Grundlagen der *Kollegialen Beratung* zusammenfasst, und einen praxisorientierten Teil, zu dem die Kapitel zwei und drei zählen.

Im ersten Kapitel *Grundlagen der Kollegialen Beratung* geht es darum zu klären, was sich hinter dem Begriff *Kollegiale Beratung* verbirgt, Abgrenzungen vorzunehmen, zu verdeutlichen, was *Kollegiale Beratung* zu leisten vermag und was nicht. Komplettiert wird dieses Kapitel mit dem Hinweis auf Einstellungen und Grundhaltungen, die sich grundsätzlich vorteilhaft auf den Beratungsprozess auswirken.

Das zweite Kapitel beschreibt die Durchführung des Anleitungsprogramms, gegliedert in einzelne Übungssequenzen (Sitzungen): Ausgehend von den Grundannahmen und dem zugrunde liegenden Menschenbild (erste Sitzung), kommt dem Aufbau von Vertrauen (zweite Sitzung) zu Beginn des Programms eine besondere Bedeutung zu. Zudem werden Kommunikationstechniken geübt (dritte bis fünfte Sitzung). Sind diese Grundlagen gelegt, findet das Training ausgewählter Methoden der *Kollegialen Beratung* ab der sechsten Sitzung statt. Bei der Auswahl war für mich von Bedeutung, dass die teilnehmenden Personen Methoden (und Beratungskompetenzen) erlernen, die für die Bewältigung ihrer beruflichen Probleme geeignet sind. In diesem Anleitungsprogramm werden die Methoden Brainstorming, Rollenspiel,

Skulptur, Rollenhut, System-Struktur-Zeichnung und Reflecting Team vorgestellt. Das Methodenspektrum berücksichtigt unterschiedliche *„Lerntypen"* und kann in einem zeitlich begrenzten Rahmen leicht erlernt werden.

Im abschließenden dritten Kapitel *„Erfahrungen mit dem Programm"* werden bisherige Erlebnisse und Erkenntnisse zusammengefasst, die ich bisher mit dem Programm sammeln durfte. Daraus resultieren weitere Tipps rund um das Erlernen von *Kollegialer Beratung* mit diesem Anleitungsprogramm.

Ein Vorschlag für die Nutzung dieses Handbuchs

Die Reihenfolge der Sitzungen ist ein Vorschlag, ebenso der zeitliche Rahmen. So sollten beispielsweise die Trainingsanteile, die auf Erweiterung der Kommunikations- und Beratungskompetenz abzielen, davon abhängig gemacht werden, welche Kompetenzen die teilnehmenden Personen bereits erworben haben, und entsprechend (noch) intensiver oder reduzierter zur Anwendung kommen. Alle Arbeitsmaterialien und kurze Leitfäden zu den einzelnen Methoden werden vom Verlag als Download* zur Verfügung gestellt.

Ich möchte Sie ausdrücklich dazu ermutigen, die unterschiedlichen Methoden auszuprobieren und dabei die Reihenfolge der Beratungsmethoden flexibel zu handhaben, angepasst an die Wünsche und Anliegen einer Gruppe. Beginnen Sie mit einer Methode, die Ihnen verständlich und einfach erscheint. Falls eine Methode nicht auf Anhieb gelingt, kann anhand des jeweiligen Anwendungsbeispiels für diese Methode ein Rollenspiel durchgeführt werden. Auf diese Weise gelingt es in der Regel die Methode nachzuvollziehen,

* Die Download-Materialien finden Sie auf der Website www.mabuse-verlag.de bei den Informationen zum Buch.

sodass die Umsetzung zu einem späteren Zeitpunkt bei einem anderen Fall gelingen sollte.

Gestatten Sie mir noch eine Anmerkung zum Sprachgebrauch: In diesem Anleitungsprogramm habe ich zugunsten der besseren Lesbarkeit auf eine gleichzeitige Verwendung genderspezifischer Sprachformen verzichtet, zumal für das dritte Geschlecht z. Zt. weder eine feststehende Bezeichnung noch eine Anrederegelung existiert. Ich bin dazu übergegangen eine genderneutrale Sprache zu verwenden und möchte ausnahmslos alle Geschlechter einladen, sich angesprochen zu fühlen.

1 Grundlagen der Kollegialen Beratung

Bevor das eigentliche Anleitungsprogramm geschildert wird, gibt dieses eher theoretische Kapitel einen Überblick darüber, was sich hinter dem Begriff *Kollegiale Beratung* verbirgt und welche Einstellungen und Grundhaltungen für die *Kollegiale Beratung* wertvoll sind. Das Kapitel schließt mit einem Resümee, unter welchen Bedingungen *Kollegiale Beratung* an Grenzen stößt und was sie nicht leisten kann.

1.1 Was ist Kollegiale Beratung?

Kollegialer Beratung liegt die Idee zugrunde, die Erfahrungen und das Wissen von Kolleginnen und Kollegen zu nutzen, um miteinander den beruflichen Alltag zu reflektieren und für konkrete Probleme Lösungen zu finden. Man kann *Kollegiale Beratung* als eine Form des selbstständigen und selbsttätigen Lernens bezeichnen, die darauf abzielt, die Kompetenzen der Gruppenmitglieder zu erweitern. Dabei folgt sie einem festgelegten strukturierten Ablaufschema.

Neben dem Zugewinn an Kompetenzen besteht ein weiterer Effekt darin, dass die Hilfe und Unterstützung der anderen Gruppenmitglieder bei der Lösungsfindung dazu beiträgt, die Anspannung der ratsuchenden Person zu reduzieren. Stressverarbeitung und Verhinderung von Burn-out sind Auswirkungen, die mittels *Kollegialer Beratung* erreicht werden sollen.

Zusammengefasst kann *Kollegiale Beratung* folgendermaßen definiert werden:

> Unter dem Begriff „*Kollegiale Beratung*" ist die wechselseitige Reflexion unter Kolleginnen und Kollegen zu verstehen, die darauf ausgerichtet ist, für Probleme in der beruflichen Praxis systematisch Lösungen zu finden, das Wohlbefinden im beruflichen Alltag zu verbessern oder wiederherzustellen und Ideen für den beruflichen Alltag zu erhalten.

Im Folgenden wird diese Definition durch Überlegungen konkretisiert, die sich darauf beziehen, was charakteristisch für *Kollegiale Beratung* ist und welche Absichten verfolgt werden.

1.2 Merkmale von Kollegialer Beratung

Auch wenn verschiedene Modelle von *Kollegialer Beratung* mit unterschiedlichen theoretischen Ausrichtungen existieren, beschreiben sie doch alle folgende Merkmale als charakteristisch: Selbststeuerung der Gruppe ohne dauerhafte Begleitung durch einen beratenden Experten, klares Setting, Transparenz der Methodik, Gleichberechtigung aller Gruppenmitglieder, wechselnde Rollenverteilung und wertschätzende Grundhaltung des Einzelnen gegenüber den anderen Gruppenmitgliedern. Doch was kann man sich darunter vorstellen? Und: Wie läuft das in der Praxis ab? Die folgenden Erläuterungen tragen zur Klärung dieser Fragen bei.

In den meisten Fällen hat jemand ein Anliegen, das in der *Kollegialen Beratung* reflektiert werden soll. Es kann sich dabei um schwierige Situationen handeln, um Routinesituationen oder auch um Erfolge. Die Gesprächsführung hat zunächst die Aufgabe, das Anliegen sorgfältig zu ergründen, sodass nicht „Fragen beantwortet oder Aufträge erfüllt werden, die gar nicht gestellt worden sind"[5]. Entscheidend ist,

5 Herwig-Lempp 2004, S. 65

welches Ziel die ratsuchende Person mit Hilfe der Gruppe erreichen will, und nicht „was andere möglicherweise für notwendig halten"[6]. Welchen Auftrag die ratsuchende Person an die Gruppe hat, kann z. B. durch Schlüsselfragen wie „Was möchtest du mit uns klären?" oder „Was ist dein Anliegen?" ermittelt werden.

Die Basis für die Arbeit in einer kollegialen Beratungsgruppe ist Vertraulichkeit. Jede ratsuchende Person muss die Sicherheit haben, dass nichts, was in der Gruppe besprochen wird, nach außen dringt. Nur so kann gewährleistet werden, dass teilnehmende Personen offen über Probleme sprechen und entsprechend Hilfe und Unterstützung bekommen können. Aus diesem Grund soll die Teilnahme an einer kollegialen Beratungsgruppe über einen längeren Zeitraum von allen Gruppenmitgliedern kontinuierlich erfolgen. Eine ständig wechselnde Gruppenzusammensetzung würde das Entstehen von Vertrautheit und Sicherheit deutlich erschweren. Um das Methodenrepertoire, das in diesem Anleitungsprogramm zur *Kollegialen Beratung* vorgeschlagen wird, ausschöpfen zu können, liegt die ideale Gruppengröße bei fünf bis zehn Personen.

Ein klares Setting wird dadurch erreicht, dass jede Beratung nach festgelegten Regeln und einem einfachen Phasenschema erfolgt. Die Struktur dieses Phasenschemas orientiert sich an den Prinzipien des guten Problemlösens.[7] Dazu gehört auch eine festgelegte Zeitspanne von – in der Regel – 90 Minuten, die die Beratungssitzung nicht überschreiten soll. Ein Intervall von vier bis acht Wochen zwischen den Beratungssitzungen wird von den meisten Gruppen als ideal empfunden. Die Erfahrung hat gezeigt, dass es manchen Gruppen aber nur vierteljährlich gelingt, *Kollegiale Beratung* durchzuführen. Es scheint daher in jedem Fall sinnvoll, den zeitlichen Rahmen auch davon abhängig zu machen, in welchen Abständen sich eine Gruppe trifft.

---

6 ebd.

7 vgl. Tietze 2003, S. 12

Kollegiale Beratung braucht keine Gruppenleitung. Es ist sinnvoll, eine Gruppe, die mit *Kollegialer Beratung* beginnen möchte, anfangs durch eine erfahrene anleitende Person in den Methoden zu unterweisen. Nach der Anleitungsphase gibt es keine Gruppenleitung in dem Sinne mehr. *Kollegiale Beratung* zeichnet sich gerade dadurch aus, dass sie selbstorganisiert ist, alle Gruppenmitglieder gleichwertig sind und sich wertschätzen.

Da alle Gruppenmitglieder über das notwendige Hintergrundwissen verfügen, können die verschiedenen Aufgaben abwechselnd übernommen werden. Eine ständige Rotation ist angezeigt, da die Gefahr einer Rollenfestlegung sehr groß ist und so die Gleichwertigkeit der Mitglieder aufgehoben wird. Dadurch, dass alle Rollen (ratsuchende Person, beratende Personen, moderierende Person, protokollierende Person, usw.) von allen Gruppenmitgliedern eingenommen werden, steigt die gegenseitige Wertschätzung. „Vielleicht ist es gerade dieses permanente Rotationsprinzip, das fortlaufend zur Veränderung und Verbesserung von *Kollegialer Beratung* beitragen kann.“[8]

Die Aufgabenverteilung geschieht idealerweise im Vorfeld der eigentlichen Sitzung. Ist das nicht der Fall, findet die Rollenverteilung (ratsuchende Person, moderierende Person, protokollierende Person, usw.) zu Beginn einer Sitzung statt. Das Gelingen einer *Kollegialen Beratung* hängt entscheidend von dem verantwortlichen Ausfüllen dieser Rollen ab[9].

Das setzt voraus, dass alle Gruppenmitglieder aktiv an der Beratung teilnehmen. Denn: Die wichtigste Ressource der *Kollegialen Beratung* sind die Beteiligten. Jedes Gruppenmitglied verfügt über Fachwissen, Berufs- und Lebenserfahrung und eine eigene besondere Sichtweise. Das ist das Potenzial, auf dem die *Kollegiale Beratung* fußt. Gerade die Vielfältigkeit der Erfahrungen und des Fachwissens der Teilnehmen-

8 Herwig-Lempp 2004, S. 70
9 vgl. Tietze 2003, S. 13

den trägt dazu bei, gemeinsam eine Lösung zu entwickeln. Die Methoden der *Kollegialen Beratung* sind das Werkzeug, um dieses Potenzial optimal zu nutzen[10].

1.3 Ziele der Kollegialen Beratung oder: Was will Kollegiale Beratung erreichen?

Um die Anforderungen des Arbeitsalltags oder der Ausbildung zu bewältigen, brauchen die Gruppenmitglieder oft persönlichen Beistand und Ermutigung. Sie sollen in der Gruppe über alle Schwierigkeiten, insbesondere jene aus dem Berufsalltag, reden können. Da persönliche Schwierigkeiten und Probleme auch immer das Berufsleben beeinträchtigen, können auch sie in der *Kollegialen Beratung* bearbeitet werden.

Doch Probleme in Gegenwart anderer zu benennen und zu erörtern, ist oft mit Vorbehalten und Ängsten besetzt. Durch die gemeinsame Bearbeitung von Problemen in der Gruppe und die aktive Beteiligung aller Gruppenmitglieder an der Lösungsfindung gelingt es, diese Einschränkungen abzubauen. So kann eine Kultur entstehen, in der man sich gegenseitig unterstützt und Probleme frühzeitig angeht, bevor sie sich ausweiten[11].

Bei der Fallerzählung wirken sich die Reaktionen der Anderen auf die ratsuchende Person entlastend aus: Sie hat nicht mehr das Gefühl mit dem Problem allein dazustehen. Das Wissen darum, dass sich alle Gruppenmitglieder ebenfalls mit beruflichen Problemen und Unsicherheiten herumschlagen, wirkt erleichternd. Besonders durch die Anteilnahme und Unterstützung, die die ratsuchende Person durch die anderen Gruppenmitglieder erfährt, gelingt es ihr, wieder mehr

10 vgl. Herwig-Lempp 2004, S. 66
11 vgl. Tietze 2003, S. 26

Vertrauen in die eigenen Ressourcen und Fähigkeiten zu haben und so letztendlich zu mehr Selbstsicherheit zu gelangen.

Weil im Zentrum der *Kollegialen Beratung* die Reflexion von beruflichen Situationen und der eigenen Arbeit steht, soll der gegenseitige Austausch nicht nur in Solidarität enden, sondern auch zu Lösungen führen. Dabei sind der Transfer von Fachwissen und Erfahrungen sowie die Auseinandersetzung mit Fragestellungen anderer Gruppenmitglieder immer ein Stück berufliche Fortbildung. Die Gruppenmitglieder sammeln aus den Fallerzählungen ihrerseits professionelle und persönliche Erfahrungen, die sie dann auf eigene Probleme transferieren können[12]. *Kollegiale Beratung* dient also dazu, die Qualität der eigenen Arbeit zu verbessern.

Anhand der eingebrachten Praxisfälle wird die soziale Wahrnehmungsfähigkeit der Gruppenmitglieder geschult und verfeinert, und es werden auch Interaktions- und Kommunikationskompetenzen eingeübt[13]. Dazu gehören Fähigkeiten wie Kongruenz und Empathie, strukturierte personenzentrierte Gesprächsführung, Feedback geben und aktives Zuhören[14]. Mit anderen Worten: Durch die Mitarbeit in einer kollegialen Beratungsgruppe erwerben die Gruppenmitglieder mehr praktische Beratungskompetenz, die unmittelbar in die Praxis transferiert werden kann, und trainieren regelmäßig ihre Fähigkeiten in der Gesprächsführung und der sozialen Wahrnehmungsfähigkeit.

Das gemeinsame Angehen und Lösen von Problemen in sozialen Situationen trägt dazu bei, dass kommunikative und interaktionelle Kompetenzen gefördert und die soziale Wahrnehmung geschärft werden. Darüber hinaus entwickeln die Mitglieder durch die immer wieder neue Auseinandersetzung mit Problemen und verschiedenartigen

---

12 vgl. Tietze 2003, S. 20; Ehinger, Hennig 1997, S. 14

13 vgl. Ehinger, Hennig 1997, S. 29ff.; Schlee 2004, S. 67ff.; Rotering-Steinberg 2005, S. 21ff.

14 vgl. Tietze 2003, S. 22f.; Brinkmann 2002, S. 32ff.; Mutzeck 2002, S. 81ff.

Standpunkten ein Verständnis für andere Positionen. Auch Tietze[15] beschreibt, dass die durch eine regelmäßige Teilnahme an der *Kollegialen Beratung* erworbenen Fähigkeiten über die Beratungssituation hinausgehend große Bedeutung besitzen.

Die Fähigkeit zur Reflexion ist eine zentrale Kompetenz der persönlichen und beruflichen Weiterentwicklung. In der *Kollegialen Beratung* ist die ratsuchende Person von dem unmittelbaren Handlungsdruck befreit und kann aus der Distanz heraus in vertrauensvoller Atmosphäre Handlungen und Erlebnisse reflektieren[16]. Im Fokus stehen sowohl die persönlichen Anteile als auch die strukturellen Bedingungen, die situativen Umstände und die Interdependenz all dieser Faktoren.

Besondere Aufmerksamkeit verdient in diesem Zusammenhang die Reflexion des eigenen Rollenrepertoires. Sie versetzt die ratsuchende Person in die Lage, die eigenen Ressourcen besser zu nutzen und kann so der Gefahr des Ausbrennens vorbeugen. Die Reflexion der eigenen Berufsrolle unterstützt zusätzlich die Professionalisierung beruflichen Handelns[17].

In der *Kollegialen Beratung* geht es darum, Probleme erfolgreich zu lösen und die Handlungsoptionen sowohl der ratsuchenden Person als auch der anderen Gruppenmitglieder zu erhöhen. Entsprechend müssen auch wesentliche Prinzipien des Problemlösens angewandt werden. Dazu gehört an erster Stelle die Ziel- und Lösungsorientierung. Solange die Zielvorstellungen und die Absichten, die man verfolgt, unklar sind, wird Unsicherheit und Ratlosigkeit herrschen. Je konkreter die Zielvorstellungen sind, desto eher gelingt es, sinnvolle Handlungsweisen zu entwickeln[18].

---

15 2003, S. 23
16 vgl. Schlee 2004, S. 15; Tietze 2003, S. 21; Rotering-Steinberg 2005, S. 51
17 vgl. Ehinger, Hennig 1997, S. 11; Tietze 2003, S. 21; Rotering-Steinberg 2005, S. 52
18 vgl. Schlee 2004, S. 28ff.; Tietze 2003, S. 24

Ebenso wichtig ist das Prinzip der strikten Trennung von Problembeschreibung und Lösungsfindung. Je stärker und länger der Fokus auf das Problem gerichtet ist, desto größer ist die Gefahr der Problemverstärkung und Problemtrance bei der ratsuchenden Person[19]. Die Aufgabe der beratenden Gruppenmitglieder besteht darin, zu erkennen, wenn dieses Prinzip nicht eingehalten wird, und angemessen zu intervenieren. Tritt der Zustand *„Problemtrance"* ein, ist die kollegiale Beratungsgruppe mit dieser Situation überfordert.

Insbesondere das Ziel der Stressverarbeitung und Verhinderung des Ausbrennens macht es notwendig, den Blick stärker auf das Auffinden und Aktivieren von Ressourcen zu richten. Die *Kollegiale Beratung* soll ihre Mitglieder darin stärken, sich in schwierigen Situationen der eigenen Ressourcen bewusst zu werden und sie entsprechend zu aktivieren. Schwierigkeiten und Störungen sollen eher als Herausforderungen erlebt werden können, weniger als Bedrohung. Dieser Paradigmenwechsel bei den einzelnen Gruppenmitgliedern stellt eine entscheidende Weiterqualifizierung dar, die über den beruflichen Rahmen hinausgeht.

Am Ende einer *Kollegialen Beratung* steht oft nicht nur eine einzige Lösung, sondern eine Anzahl von möglichen Lösungen. Manchmal ergibt sich auch aus der Lösungssammlung eine weitere, ganz neue Idee. Oberstes Prinzip bleibt, dass allein die ratsuchende Person darüber entscheidet, welche Lösung für sie in Frage kommt und welche sie in die Tat umsetzen will. Der *Kollegialen Beratung* kommt dabei die Aufgabe zu, einen Lernprozess in Gang zu bringen, in dessen Verlauf die ratsuchende Person die eigene Selbststeuerungsfähigkeit und Handlungskompetenz verbessert. Es sollen auf keinen Fall der ratsuchenden Person Entscheidungen aufgedrängt werden.

---

19 vgl. Bamberger 2015, S. 53f.; Herwig-Lempp 2004, S. 54

1.4 Zu den Grundhaltungen der Gruppenmitglieder

In einem Modell, in dem Personen um Hilfe bitten, ist Abwertung und Geringschätzung des Gegenübers ausgeschlossen. Es geht darum, ein freundliches und unterstützendes Klima zu schaffen, in dem alle Emotionen, Äußerungen und Aktivitäten akzeptiert werden. Neben Akzeptanz und Wertschätzung zählen Kongruenz und Empathie zu den Grundhaltungen, die sich in jedem Beratungsprozess förderlich auswirken.

Akzeptanz bedeutet in diesem Zusammenhang nicht gleich Zustimmung. Vielmehr ist es die grundsätzliche Bereitschaft anzuhören, was der Gesprächspartner mitteilen will und davon auszugehen, dass sein Verhalten dadurch verständlich wird[20].

Die ratsuchende Person erfährt durch die ihr entgegengebrachte Wertschätzung Unterstützung durch die anderen Gruppenmitglieder und fühlt sich ernst genommen. Die beratenden Personen wiederum erfahren Wertschätzung dadurch, dass ihre Meinung, ihre Erfahrungen und ihre Ratschläge gefragt sind[21]. Mutzeck[22] beschreibt diesen besonderen Effekt in Zusammenhang mit *Kollegialer Beratung* folgendermaßen: „Der Zusammenhang zwischen Akzeptanz eines anderen Menschen und Selbstakzeptanz wurde durch klinische Erfahrungen und empirische Untersuchungen immer wieder bestätigt. Ganz entsprechend ist es für die Selbstakzeptanz wiederum bedeutsam, von anderen angenommen zu werden."

Kongruenz lässt sich nach Rogers[23] als Einklang der eigenen Emotionen, dem Bewusstsein dieser Emotionen und die daraus resultierende Kommunikation definieren. Kongruentes Verhalten bedeutet dementsprechend, dass alle Teile einer Botschaft (verbal sowie nonver-

---

20 vgl. v. Schlippe 1995, S. 80
21 vgl. Herwig-Lempp 2004, S. 70
22 2002, S. 98
23 2010, S. 30f.

bal) in die gleiche Richtung gehen. Die Worte stimmen mit Stimmausdruck, Mimik und Gestik überein[24]. Die Botschaft ist in jedem Fall eindeutig und direkt. „Menschen, die sich kongruent verhalten, lassen Integration erkennen [...]“[25]. Eine ratsuchende Person weiß, woran sie mit einer kongruent beratenden Person ist, kann ihr gegenüber offen sein und wird ihr entsprechend Vertrauen entgegenbringen.

Empathie ist die Fähigkeit, sich in den Gesprächspartner hinein zu fühlen und seine Perspektive vorübergehend zu übernehmen. Mit anderen Worten, der Berater übernimmt den Affektzustand der ratsuchenden Person. Durch die Perspektivübernahme ist es möglich, die phänomenale Welt des Anderen aus dessen Sicht wahrzunehmen und so seine Emotionen und Reaktionen zu verstehen[26].

Empathie, eine wertschätzende und kongruente Haltung der beratenden gegenüber der ratsuchenden Person bilden die Basis für die Durchführung des Anleitungsprogramms für *Kollegiale Beratung*, das im zweiten Kapitel vorgestellt wird.

1.5 Grenzen von Kollegialer Beratung

Kollegiale Beratung kann kein Allheilmittel für jedes Problem oder jede Lebenslage sein. Die in einem Anleitungsprogramm vorgestellten Methoden können nur Werkzeuge sein, deren Nutzen davon abhängt, wie fundiert die Methodenentscheidung in der jeweiligen Situation und entsprechend dem zu verfolgenden Ziel getroffen werden kann[27]. Bestimmt hängt die Entscheidung für eine Methode auch davon ab, wie sicher die Durchführung der jeweiligen Methode von den Gruppenmitgliedern beherrscht wird. In der Konsequenz bedeutet das,

24 vgl. Schulz v. Thun 1989, S. 35
25 Satir 1999, S. 133
26 vgl. Rogers 2010, S. 23f.
27 vgl. Herwig-Lempp 2004, S. 161

dass der Erfolg von *Kollegialer Beratung* davon abhängt, welche Mittel und Ressourcen den Gruppenmitgliedern zur Verfügung stehen[28]. Die Erfahrungen, die Gruppenmitglieder mit einer Methode im Trainingsprogramm gemacht haben, spielen in diesem Zusammenhang eine große Rolle.

Auch wenn ein erklärtes Ziel der *Kollegialen Beratung* die Weiterqualifizierung der Gruppenmitglieder ist, ersetzt *Kollegiale Beratung* keine speziellen Fort- und Weiterbildungsmaßnahmen. Sie kann aber als Forum dienen, in das die in Seminaren und Fortbildungsveranstaltungen erworbenen Kenntnisse und Erfahrungen einbezogen und ausprobiert werden können. Auf diesem Weg haben auch die anderen Gruppenmitglieder teil an den neuen Erkenntnissen. Die ratsuchende Person profitiert von diesem Vorgehen insofern, als dass sie durch Begleitung und Reflexion der kollegialen Beratungsgruppe Unterstützung und Hilfe findet, wenn es darum geht, neu erworbenes Wissen in die Praxis zu transferieren[29].

Wie in allen anderen Gruppen laufen auch in Beratungsgruppen Gruppenprozesse ab. Demzufolge kann es auch innerhalb einer Beratungsgruppe zu Konflikten kommen. In Anbetracht dessen, dass alle Gruppenmitglieder an diesen Gruppenprozessen beteiligt sind, ist es sinnvoll, eine Klärung mittels externer Moderation (z. B. durch die anleitende Lehrperson oder ein Mitglied einer anderen Beratungsgruppe) herbeizuführen. Werden atmosphärische Störungen nicht rechtzeitig bearbeitet, nimmt das Gefühl des Unwohlseins bei den einzelnen Gruppenmitgliedern zu, und das Vertrauensverhältnis wird nachhaltig gestört. In einem solchen Klima kann *Kollegiale Beratung* nicht mehr stattfinden; der Zerfall der Gruppe ist sehr wahrscheinlich[30].

Es kann aber auch andersherum geschehen: In die Gruppenprozesse wird mehr investiert als in die eigentliche Beratungsarbeit. Das

---

28 vgl. Herwig-Lempp 2004, S. 163; Tietze 2003, S. 12f.; Rotering-Steinberg 2005, S. 55
29 vgl. Tietze 2003, S. 28f.; Herwig-Lempp 2004, S. 32
30 vgl. Ehinger, Hennig 1997, S. 108

Miteinander bekommt einen hohen Stellenwert, hinter dem die Problembearbeitung zurückbleibt. Diese Treffen erfüllen sicher das Bedürfnis nach Gemeinschaft und nach sozialer Unterstützung, alle weiteren Ziele von *Kollegialer Beratung* spielen jedoch nur noch eine untergeordnete Rolle[31].

Weitere Grenzen werden durch die Kosten für die *Kollegiale Beratung* und – daraus resultierend – die Regelmäßigkeit der Sitzungen bedingt. Erfahrungsgemäß finden regelmäßige Treffen zur *Kollegialen Beratung* nur statt, wenn dafür Arbeitszeit angerechnet werden kann. Zwar entstehen keine zusätzlichen Kosten für einen externen Supervisor, die Kosten für die Arbeitszeit der Mitarbeiter bleiben jedoch bestehen.

Sollen die Treffen ausschließlich in der Freizeit stattfinden, verlangt das viel Engagement von den Gruppenmitgliedern. Oft finden die Sitzungen dann nur selten und unregelmäßig statt. Die Folge kann sein, dass es für die wenigen Sitzungen zu viele Fälle und Probleme gibt, sodass nicht alle behandelt werden können. Es ist logisch, dass sich solche Geschehnisse sowohl für die Gruppenmitglieder, deren Fälle oder Probleme nicht behandelt werden konnten, als auch für die Übrigen emotional unbefriedigend auswirken. Wiederholungen derlei Erlebnisse haben eine destruktive Wirkung und enden nicht selten mit dem Zerfall der Gruppe. Dies gilt im Übrigen auch für Gruppen, deren Intervalle zwischen den einzelnen Sitzungen zu lang sind oder deren Sitzungszeit zu kurz geplant ist.

Die größte Gefahr besteht aber zweifellos darin, dass die Gruppe durch sehr schwierige Probleme überfordert wird. *Kollegiale Beratung* ist grundsätzlich kein therapeutisches Geschehen und kann persönliche Probleme nur begrenzt klären. Sollte ein Gruppenmitglied darüber hinaus ein therapeutisches Setting benötigen, kann es Aufgabe der Gruppe sein, das auch deutlich zu signalisieren.

---

31 vgl. Ehinger, Hennig 1997, S. 108

2. Das Anleitungsprogramm

Dieses Kapitel ist das Herzstück des Buchs. Nach der Schilderung der konzeptionellen Überlegungen zum Anleitungsprogramm wird der, dem Programm zugrunde liegende, strukturelle Ablauf (Phasenverlauf) von *Kollegialer Beratung* vorgestellt.

Das Anleitungsprogramm verteilt sich über 11 Sitzungen a' 90 Minuten. Es beginnt mit einer Einführungsveranstaltung (2.4.1), die zum einen die Besonderheiten der *Kollegialen Beratung* anschaulich macht, und zum anderen über die Inhalte des Anleitungsprogramms informiert. Die zweite Sitzung (2.4.2) steht voll und ganz im Zeichen des gegenseitigen Kennenlernens und der Förderung von Gruppenprozessen. In den Sitzungen drei bis fünf (2.4.3 bis 2.4.4) werden grundlegende Kommunikationstechniken wie *Metakommunikation, Feedback geben, Aktives Zuhören* und auch hilfreiches Fragenstellen geübt, erlebt und reflektiert.

Ab der sechsten Sitzung (2.4.5) werden verschiedene Methoden der *Kollegialen Beratung* (Brainstorming, Rollenspiel, Skulptur, Rollenhut, System-Struktur-Zeichnung und Reflecting Team) angeleitet und geübt.

Zum Abschluss der Anleitungsphase kann von jeder Gruppe anhand eines realen Problems eine *Kollegiale Beratung* ohne Anwesenheit der anleitenden Person durchgeführt und mit einer Kamera aufgezeichnet werden. Diese Aufzeichnung kann durch die Anleiterin gesichtet und anschließend mit der Gruppe besprochen werden. Reflexionskriterien können sein:

- Methodenwahl
- Ausfüllen der Rollen
- Zufriedenheit mit der Arbeit

Diese abschließende, selbstständig durchgeführte Sitzung mit anschließender Reflexion ist oft eine Unterstützung für die Gruppen, sich aus der Anleitungssituation zu lösen und auf ihre (erweiterten) Kompetenzen zu vertrauen.

2.1 Zur Konzeption des Programms

Das Konzept der *Kollegialen Beratung* geht davon aus, dass durch das Zusammenspiel der individuellen und vielfältigen Kompetenzen und Erfahrungen der teilnehmenden Personen, hilfreiche Beiträge für die Lösung von Problemen entstehen können. Die Methoden der *Kollegialen Beratung* zielen darauf ab, dieses Potenzial zu nutzen.

In der Regel haben die teilnehmenden Personen vor dem Seminar nur wenige Beratungserfahrungen gemacht. Umso mehr wurde bei der Methodenauswahl Wert darauf gelegt, dass die Beratungskompetenzen und Methoden, die die Teilnehmenden für die Bewältigung von beruflichen Problemen anwenden können, leicht und unkompliziert zu erlernen sind. Berücksichtigung fand auch, welche Methoden, wenn auch mit anderer Intention, beispielsweise im Kontext von Lernen (wie z. B. die Methoden Brainstorming oder Rollenspiel) Verwendung finden. Das Hauptziel bei der Konzeption des Anleitungsprogramms bestand darin, dass die Beratungsstrukturen für die Gruppenmitglieder „schnell zu praktikablen Ergebnissen und Lösungen führen, damit die Beratung von den Beteiligten ernst genommen wird“[32].

32 Tietze 2003, S. 41

Wie Menschen lernen, ist auch in der *Kollegialen Beratung* relevant: In seinen Untersuchungen hat Vester[33] festgestellt, dass der Wahrnehmungszugang nicht immer eindeutig zu identifizieren ist, sondern Mischformen verschiedener Sinneskanäle mit schwerpunktmäßiger Ausprägung vorzufinden sind. Daraus kann der Schluss gezogen werden, dass der Lernerfolg dann am größten ist, wenn der Lernstoff über die Kombination verschiedener Sinneskanäle (z. B. auditiv und visuell) aufgenommen werden kann[34]. Um in der *Kollegialen Beratung* den verschiedenen Wahrnehmungszugängen gerecht zu werden, ist eine Mischung aus visuellen und auditiven Methoden sinnvoll.

In Anlehnung an die konstruktivistischen Lerntheorien ging es bei der Konzeption dieses Anleitungsprogramms auch darum, die Erkenntnisfähigkeit zu fördern, denn sie ist nach Arnold[35] die Basis aller Kompetenzen. Einen besonderen Stellenwert nehmen daher Methoden ein, die auf das eigene Erleben abzielen.

2.2 Hinweise zur Integration des Anleitungsseminars in den schulischen Alltag

In allen Modellen von *Kollegialer Beratung* wird betont, dass die Teilnahme auf Freiwilligkeit beruhen soll. Abhängig davon, wie die *Kollegiale Beratung* in die Ausbildung integriert wird, kann eine Ausbildungsstätte gezwungen sein, den Grundsatz *Freiwilligkeit* aufzuheben. So wird beispielsweise die Teilnahme am Anleitungsprogramm für alle Teilnehmenden eines Kurses (Klasse) verpflichtend, wenn Arbeitszeit zur Verfügung gestellt wird und es keine Alternativen (z. B. in

33 vgl. Vester 2004, S. 127
34 vgl. ebd.
35 vgl. 2012, S. 64

Form von AGs oder Seminaren) für die Personen gibt, die nicht *Kollegiale Beratung* lernen und durchführen wollen.

Das vorliegende Modell wurde unter diesen Bedingungen entwickelt und getestet.

Zeit	Gruppe 1	Gruppe 2	Gruppe 3
8.15 – 9.45	Kollegiale Beratung	Literatursichtung zum Thema Angst	Literatursichtung zum Thema Angst
10.00 – 11.30	Literatursichtung zum Thema Angst	Kollegiale Beratung	Spezialisierung z. B. auf Leistungsangst
12.15 – 14.00	z. B. Spezialisierung auf Existenzangst	Spezialisierung z. B. auf Soziale Angst	Kollegiale Beratung

Abb. 1: Beispiel für eine Planung für einen „Anleitungstag“ Kollegiale Beratung

Für die *Kollegiale* Beratung ist eine Gruppengröße von fünf bis zehn Personen ideal. Bei einer Klassengröße von 17 bis 22 Schüler/innen ist es daher sinnvoll, für den Zeitraum der Anleitungsphase eine Teilung der Klasse in entsprechende Gruppen vorzunehmen.

Falls nur eine anleitende Person zur Verfügung steht, kann die Anleitungsphase des Programms so in den Stundenplan integriert werden, dass die Gruppen parallel unterrichtet werden: Jeweils eine Gruppe wird in *Kollegialer Beratung* angeleitet, die anderen Gruppen erhalten Unterricht zu anderen Inhalten (vgl. Abb. 1 und Abb. 2). Wenn ausreichend anleitende Personen zur Verfügung stehen, ist eine solche Aufteilung nicht nötig und alle Gruppen können parallel angeleitet werden.

Zeit	Gruppe 1	Gruppe 2	Gruppe 3
8.15 – 9.45	Kollegiale Beratung	Praktische Übung	Lerntagebuch
10.00 – 11.30	Lerntagebuch	Kollegiale Beratung	Praktische Übung
12.15 – 14.00	Praktische Übung	Lerntagebuch	Kollegiale Beratung

Abb. 2: Planungsbeispiel für einen „Anleitungstag" Kollegiale Beratung

Ist Unterricht geplant, in dem die Klasse auch in Gruppen geteilt wird (z. B. praktische Übungen in Kleingruppen), ist die Verknüpfung „praktische Übung" und „Anleitungsprogramm *Kollegiale Beratung*" sinnvoll. Für eine mögliche dritte Gruppe kann ein weiterer Arbeitsauftrag beispielsweise lauten, ein Lerntagebuch zu führen (vgl. Abb. 2).

2.3 Zum Ablauf der Kollegialen Beratung – Phasenverlauf

In der *Kollegialen Beratung* sollen die Gruppenmitglieder gemeinsam systematisch nach einer vorgegebenen Struktur Lösungen entwickeln. Dabei findet jede Kollegiale Beratungssitzung nach einem universellen Phasenverlauf statt, der für die Zielgruppe Gesundheitsberufe modifiziert wurde. Dieser Ablauf gilt grundsätzlich für alle Beratungssitzungen, unabhängig davon, welche Beratungsmethode gewählt wird.

Auf zeitliche Vorgaben der einzelnen Phasen wie z. B. bei Thiel[36] oder Rotering-Steinberg[37] wurde bewusst verzichtet, weil die Erfah-

36 2000, S. 189f.
37 2005, S. 12

rung gezeigt hat, dass sich unerfahrene Mitglieder einer kollegialen Beratungsgruppe sehr darauf konzentrieren, die zeitlichen Vorgaben einzuhalten, und so z. B. die inhaltliche Darstellung des Falles zu knapp gefasst wird oder nicht mehr nachgefragt wird, weil die Zeit überschritten werden könnte. Eine zeitliche Begrenzung gibt es nur für die Gesamtdauer einer Beratungssitzung. Während der Anleitungsphase werden in der Regel 90 Minuten pro Beratungssitzung vorgeschlagen. Aber auch dieser Zeitvorschlag ist als variabel anzusehen und wird davon abhängig gemacht, in welchen Abständen sich die Beratungsgruppe trifft.

Phasenverlauf

Zu Beginn einer jeden Sitzung muss festgelegt werden, welches Gruppenmitglied die Aufgaben der Moderation übernimmt (1. Phase). Danach führt die moderierende Person durch den weiteren Phasenverlauf der Sitzung. In der 2. Phase geben alle Gruppenmitglieder in einem Anfangsblitzlicht Auskunft über ihren aktuellen Gemütszustand und darüber, ob sie ein Anliegen haben, das in dieser Sitzung zum Inhalt werden soll. So zeigt sich in der Regel während des Blitzlichts, welches Gruppenmitglied einen Fall oder ein Problem klären will. Nach dem Blitzlicht wird die ratsuchende Person der letzten Sitzung gefragt, wie erfolgreich sie bei der Umsetzung der ausgewählten Lösung bisher war.

Nachdem geklärt ist, wer seinen Fall oder ein Problem bearbeiten möchte, werden in der 3. Phase weitere Rollen verteilt. Eine Person, die z. B. am Flipchart protokolliert, ist nur bei Methoden nötig, bei deren Durchführung für alle Gruppenmitglieder sichtbar Ergebnisse entwickelt und dokumentiert werden müssen (beispielsweise die Sammlung von „guten Ratschlägen“ bei der Methode *Brainstorming*). Es ist aber sinnvoll, schon in der 3. Phase zu entscheiden, wer diese Rolle übernehmen würde. Müsste später bei der Methodenentscheidung noch nach dieser Person gesucht werden, würde der Problemlösungsprozess unterbrochen. Alle anderen Gruppenmitglieder betätigten sich als *beratende Personen.*

Die Methodenauswahl erfolgt erst, wenn die Schilderung durch die ratsuchende Person beendet ist (4. Phase), alle Gruppenmitglieder den Fall oder das Problem verstanden haben und offene Fragen geklärt sind (5. Phase).

Manchmal gelingt es der ratsuchenden Person nur, einen vorläufigen Auftrag an die Beratungsgruppe zu formulieren. Dann kann in dieser Interviewphase (5. Phase) die Denkweise und Einstellung der ratsuchenden Person zu ihrem Problem mittels *„hilfreicher Fragen"* exploriert werden. Daraus ergibt sich für gewöhnlich eine Veränderung der Perspektive und die Fragestellung wird klarer.

In der 6. Phase formuliert die ratsuchende Person den Auftrag an die Beratungsgruppe. Die Auftragsformulierung hat konkrete Auswirkungen auf die Methodenwahl (7. Phase). Deshalb besteht die Aufgabe der Gruppe darin, das Anliegen sorgfältig zu ergründen, sodass nicht „Fragen beantwortet und Aufträge erfüllt werden, die gar nicht gestellt wurden."[38]

In der 8. Phase findet die Beratung nach der ausgewählten Methode statt. In diesem Programm stehen die Methoden *Brainstorming, Rollenspiel, Skulptur, Rollenhut-Modell, System-Struktur-Zeichnung* und *Reflecting Team* zur Auswahl.

Nachdem die Beratung im Stil der gewählten Methode stattgefunden hat (8. Phase), zieht die ratsuchende Person Bilanz und entscheidet sich für einen Weg (9. Phase). In der 10. Phase können die Gruppenmitglieder, die bereits ähnliche Begebenheiten erlebt haben, ihre Erfahrungen schildern. Dieser Schritt ist wichtig, weil sich aus dem Erfahrungsaustausch noch weitere neue Ideen für die ratsuchende Person entwickeln können. Der Zeitpunkt für den Erfahrungsaustausch findet so spät statt, um zu vermeiden, dass sich andere Gruppenmitglieder in voran-

---

38 Herwig-Lempp 2004, S. 65

gegangenen Phasen mit ihren Erfahrungsberichten und Ratschlägen in den Vordergrund drängen oder Diskussionen darüber entstehen, welche Erklärungs- oder Lösungsstrategie die beste ist.

Den Abschluss jeder Beratungssitzung bildet das Abschlussblitzlicht (Phase 11). Dabei geht es in erster Linie um die Reflexion der Sitzung. Inhalt des Abschlussblitzlichtes können Fragen sein wie: *„Wie zufrieden bin ich mit der heutigen Beratungsarbeit?“ „Wie zufrieden bin ich mit der Leistung unserer Gruppe?“ „Welchen Eindruck habe ich von unserer heutigen Beratungssitzung?“* Es können aber auch der ratsuchenden Person Wünsche mit auf den Weg gegeben werden (z. B.: *„Ich wünsche dir viel Geduld …“*). Das weicht von der Reflexionsebene ab, ist den Gruppenmitgliedern aber oft ein Bedürfnis. Für die ratsuchende Person kann das ein weiteres Signal der Anteilnahme und Unterstützung sein.

Phase		**Inhalt**	**Resultat**
1	**Auswahl der moderierenden Person**	Die moderierende Person wird ausgewählt.	Die Gruppe entscheidet, welches Gruppenmitglied diese Sitzung moderiert und die Gruppe durch den Ablauf der Sitzung leitet.
2	**Blitzlicht**	Alle Gruppenmitglieder beschreiben kurz, wie es ihnen gerade geht, und benennen ihre Anliegen. Rückfragen an die ratsuchende Person der letzten Sitzung hinsichtlich des Erfolgs bei der Umsetzung der Lösung.	Die Gruppenmitglieder sind über die Gemütslage der Anderen informiert, wissen, wer einen Fall einbringen möchte und welchen Erfolg die letzte Sitzung hatte.
3	**Rollenverteilung**	Die Rollen ratsuchende Person, beratende Personen und protokollierende Person werden besetzt.	Die Gruppenmitglieder nehmen ihre Rollen ein.

4	**Fallschilderung/ Problembeschreibung**	Die ratsuchende Person schildert die Situation, für die sie eine Lösung sucht.	
5	**Nachfragen/ Interviewphase**	Nachfragen der Gruppenmitglieder hinsichtlich der Fakten, die noch zum Verständnis fehlen.	Alle Gruppenmitglieder haben die Fall- oder Problembeschreibung verstanden.
6	**Schlüsselfrage**	Die ratsuchende Person sagt, welche Erwartungen sie an die Gruppe hat, welche Fragen geklärt werden sollen.	Alle Gruppenmitglieder haben ihren Auftrag verstanden.
7	**Methodenwahl**	Entsprechend dem Fall und dem Auftrag der ratsuchenden Person wird eine geeignete Methode aus dem Methodenpool gewählt.	Die moderierende Person leitet die Methode an, die beratenden Personen nehmen aufmerksam teil. Es findet keine Diskussion statt.
8	**Beratung**	Die Beratung erfolgt im Stil der gewählten Methode.	Die ratsuchende Person hat Ideen und Anregungen gemäß der Methode erhalten.
9	**Entscheidung**	Die ratsuchende Person zieht Bilanz und entscheidet sich für einen Weg.	Die übrigen Gruppenmitglieder erfahren, für welchen Weg sich die ratsuchende Person entscheidet. Es findet keine Diskussion über die Entscheidung statt.
10	**Austausch**	Gruppenmitglieder, die bereits ähnliche Erfahrungen gemacht haben, haben nun Gelegenheit, diese zu schildern.	
11	**Abschlussblitzlicht**	Feedback aller Gruppenmitglieder hinsichtlich Inhalt und Vorgang der Beratung.	Die Kollegiale Beratung ist abgeschlossen.

Abb. 3: Phasenverlauf der Kollegialen Beratung

Bewährt hat sich, dass in dem Abschlussblitzlicht eine festgelegte Reihenfolge eingehalten wird: Die ratsuchende Person beginnt, die anderen Gruppenmitglieder schließen sich an, zum Schluss hat die moderierende Person das Wort und beendet dann die Sitzung.

Dieses Ablaufschema (vgl. Abb. 3) wird während des Methodentrainings eingeübt. Allerdings ist es ratsam, dass die moderierende Person während des Methodentrainings durchgängig von der anleitenden Person übernommen wird. Der Grund hierfür ist, dass Gruppenmitglieder anfangs noch damit überfordert sind, den Ablauf der gruppendynamischen Prozesse zu steuern und gleichzeitig eine neue Beratungsmethode anzuleiten.

2.4 Sitzungen des Anleitungsseminars

2.4.1 Sitzung 1: Theoretische Einführung in das Konzept „Kollegiale Beratung" – (90 Minuten)

Es ist für die Gruppenmitglieder oftmals die erste Erfahrung mit *Kollegialer Beratung*, und viele haben noch keine Idee, was sich hinter dem Konzept der *Kollegialen Beratung* verbirgt. Zentrale Aufgabe dieser ersten Sitzung ist es also, die teilnehmenden Personen darüber zu informieren, was *Kollegiale Beratung* bedeutet, und für Klarheit und Sicherheit zu sorgen[39].

Ziele und Intention

In dieser ersten Sitzung werden die teilnehmenden Personen in das Programm eingeführt und lernen die theoretischen Grundlagen kennen. Sie erhalten Informationen darüber, welche Rahmenbedingun-

39 vgl. Brinkmann 2002, S. 29

gen für sie gelten und in welchem zeitlichen Rahmen das Anleitungsprogramm stattfinden wird.

Planung 1. Sitzung

Zeit	Verlauf	Aktionsform	Material
40 min	**Einstieg in das Thema** • Reflexion der Fragestellung • Was hilft bei der Problembewältigung?	Einzelarbeit	Arbeitspapier 1/1
	Austausch der individuellen Antworten in Kleingruppen Die Erkenntnisse, die die Gruppenmitglieder aus dem gegenseitigen Erfahrungsaustausch gezogen haben, fließen in die Gestaltung eines Plakats ein, das im Anschluss an die Gruppenarbeitsphase präsentiert wird.	Kleingruppe, Erstellen eines Plakats	Plakate, Stifte
20 min	**Informationen über die Grundlagen der Kollegialen Beratung** • Merkmale von *Kollegialer Beratung* • Ziele von *Kollegialer Beratung*	Vortrag, Gespräch	Folien per Overheadprojektor oder Beamer visualisieren, Arbeitspapier 1/3 Arbeitspapier 1/4
5 min	**Informationen über die Rahmenbedingungen**	Vortrag	
10 min	**Informationen zur anleitenden Person**	Vortrag, Gespräch	
10 min	**Gruppenzusammensetzung**		Arbeitspapier 1/2 Fragebogen zur Gruppenzusammensetzung
5 min	**Hinweis auf nächste Sitzung**		

Wenn das Anleitungsprogramm für eine gesamte Klasse oder Seminar angeboten wird, findet diese „erste Sitzung" noch für alle gemeinsam statt, sodass der Unterrichtscharakter auch für Entlastung sorgen kann. Das Hauptziel besteht darin, alle teilnehmenden Personen in das Programm einzuführen. Gleichzeitig soll die Bereitschaft geweckt werden, sich auf die gemeinsame Arbeit im Anleitungsprogramm einzulassen, und Hemmungen, die bei dem Einen oder Anderen sicher vorhanden sind, zu verringern.

Verlauf der Sitzung

Einstieg in das Thema (40 Minuten)

Der Einstieg in die Thematik ist so gewählt, dass an die Vorerfahrungen der teilnehmenden Personen angeknüpft wird. Im ersten Schritt sollen sie überlegen, was ihnen bisher geholfen hat, wenn sie ein Problem zu lösen hatten. Ihre Erfahrungen können auf dem Arbeitspapier zu den entsprechenden Fragen notiert werden.

Im zweiten Schritt werden die Teilnehmenden in Gruppen aufgeteilt, in denen die individuellen Antworten vorgestellt werden. Die Erkenntnisse, die die Gruppenmitglieder aus dem gegenseitigen Erfahrungsaustausch gezogen haben, fließen in die Gestaltung eines Plakates ein, das im Anschluss an die Gruppenarbeitsphase präsentiert wird. Bereits während der Präsentation der Gruppenergebnisse werden die Strategien, die am häufigsten angewendet werden, offenkundig.

Alternativ kann die Eigenreflexion anhand von Metaplantafeln und Karten durchgeführt werden: Die teilnehmenden Personen werden aufgefordert, ihre Erfahrungen hinsichtlich Hilfreichem beim Problemlösen auf Metaplankarten zu notieren. Nach der Eigenreflexion werden die beschrifteten Karten beim Vorlesen geclustert.

Der Einstieg sensibilisiert die teilnehmenden Personen dafür, dass verschiedene Menschen mit unterschiedlichen Problemen die gleichen Lösungsstrategien anwenden. Das Interesse wird darauf gelenkt, schon Bekanntes mit dem Neuen aus der *Kollegialen Beratung* zu verknüpfen, sodass sich die anschließende theoretische Einführung in die Grundlagen der *Kollegialen Beratung* neugierig und lebhaft gestalten kann.

Informationen über die Grundlagen der Kollegialen Beratung (20 Minuten)

Anhand eines Lehrervortrags werden zunächst die Merkmale und Ziele *Kollegialer Beratung* vorgestellt und im Unterrichtsgespräch erörtert. Da es sich um viele Informationen handelt, ist es sinnvoll, für die teilnehmenden Personen ein Arbeitspapier (Arbeitspapiere 1/3 und 1/4) auszuteilen und wichtige Aspekte begleitend mittels Folien per Overheadprojektor oder Beamer zu visualisieren.

Informationen über die Rahmenbedingungen (5 Minuten)

Daran schließen sich die Informationen über die von der Institution vorgegebenen Rahmenbedingungen an: z. B. ob Arbeitszeit[40] für die Anleitungsphase und die anschließende selbstständige Durchführung der *Kollegialen Beratung* zur Verfügung gestellt wird und, wenn ja, in welchem Rahmen. Ebenso sollte erläutert werden, in welchem zeitlichen Ablauf das Methodentraining erfolgt und welche Methoden gelernt werden sollen.

Klärung bedarf auch die Frage danach, in welchen Räumlichkeiten die *Kollegiale Beratung* stattfinden soll. Es hat sich als sinnvoll erwiesen, Räume zu nutzen, in denen ausreichend Platz und alle notwendigen Materialien vorhanden sind.

---

40 Das vorgelegte Konzept geht davon aus, dass regelmäßig Arbeitszeit von in der Regel 90 Minuten gewährt wird.

Informationen zur anleitenden Person (10 Minuten)

Eine weitere wichtige Frage ist die nach der Rolle der anleitenden Person. Für die anleitende Person müssen die gleichen Regeln gelten wie für die Teilnehmenden. Das gilt insbesondere für den Grundsatz *Vertraulichkeit*. Nur wenn die Gruppenmitglieder während der Phase des Anleitungsprogramms sicher sind, dass die anleitende Person die in der *Kollegialen Beratung* gewonnenen Informationen vertraulich behandelt, kann das Methodentraining anschaulich und effektiv durchgeführt werden.

In diesem Zusammenhang kann geklärt werden, wie das Anleitungsprogramm gestaltet werden soll. Grundsätzlich können die Methoden anhand von fiktiven Fällen oder Fallbeispielen durchgeführt und geübt werden. Die Erfahrung zeigt aber, dass die Gruppen, die nur auf dieser Ebene die Anwendung der Methoden gelernt haben, später, wenn sie *Kollegiale Beratung* selbstständig durchführen, zunächst deutlich größere Schwierigkeiten in der Auswahl und Anwendung der Methoden haben. Alternativ zu fiktiven Fällen oder Problemen ist es möglich, das Training mit realen Fällen stattfinden zu lassen. Ob reale Fälle oder Probleme vorgestellt werden, ist abhängig davon, wie sich das Vertrauen in den jeweiligen Gruppen und zu der anleitenden Person entwickelt.

Gruppenzusammensetzung (10 Minuten)

Dem Prozess der Gruppenzusammensetzung muss besondere Beachtung zuteilwerden, wenn dieses Anleitungsprogramm während einer Aus- oder Weiterbildung für ganze Klassen bzw. Seminare durchgeführt wird.

Ein bewährtes Vorgehen besteht darin, die Teilnehmenden am Ende dieser Sitzung schriftlich zu befragen, mit welchen Personen sie sich eine Zusammenarbeit unter den zuvor erörterten Bedingungen vorstellen können und mit welchen Personen überhaupt nicht. Diese Informationen müssen vertraulich behandelt werden. Je nach Anzahl der teilnehmenden Personen und der vorgegebenen Gruppen gestaltet sich der Prozess der Gruppenzusammensetzung für die anleitende Person mehr oder weniger schwierig. Das Ergebnis dieser Arbeit wird in der zweiten Sitzung präsentiert. Diese Art des Vorgehens ist allerdings nur sinnvoll, wenn sich die Teilnehmenden bereits kennengelernt haben.

Alternative Möglichkeiten zur Gruppenzusammensetzung sind eine willkürliche Zusammenstellung oder die Zuordnung mittels Losverfahren. Eine Gruppenzusammensetzung durch öffentliche freie Gruppenauswahl, wie es z. B. bei Gruppenarbeiten im Unterrichtsgeschehen oft üblich ist, hat sich als ungeeignet erwiesen. Personen, die beispielsweise schüchtern sind, oder einfach nicht schnell genug, bleiben übrig, und müssen sich einer Gruppe zuordnen, die nicht ihrer Wahl entspricht. Außenseiterpositionen werden mit diesem Verfahren für alle Beteiligten sehr offensichtlich, was eine konstruktive und fruchtbare Arbeit in den Beratungsgruppen erschwert oder gar unmöglich macht.

Arbeitspapier 1/1: Probleme lösen

Liebe Teilnehmerinnen und Teilnehmer,

im Laufe Ihres Lebens hatten Sie schon das eine oder andere Problem zu bewältigen. Bitte überlegen Sie zunächst jeder für sich: Was war für Sie hilfreich, wenn Sie ein Problem bewältigen mussten? Bitte notieren Sie Ihre Ergebnisse kurz.

____

____

____

____

____

____

____

____

____

Wenn alle Gruppenmitglieder mit den eigenen Überlegungen abgeschlossen haben, tauschen Sie sich bitte in der Gruppe über Ihre Erfahrungen aus. Erstellen Sie gemeinsam ein Plakat, aus dem Ihre Erkenntnisse sichtbar werden.

Arbeitspapier 1/2: Gruppenzusammensetzung

Zusammensetzung der Gruppen zur *Kollegialen Beratung*

Name: ____________________________________ Klasse: ____________

Liebe Teilnehmerinnen und Teilnehmer,
unter Zuhilfenahme Ihrer Angaben auf diesem Fragebogen möchten wir die Zusammensetzung der Gruppen für die *Kollegiale Beratung* vornehmen. Bedenken Sie bei der Beantwortung der ersten Frage bitte, dass es ungünstig sein kann, wenn Paare oder Freunde zusammen in einer Gruppe sind. Die Gründe hierfür sind u. a.:

- Eine bereits existierende Freundschaft kann sich negativ auf die sich noch zu bildende Beziehungsstruktur der gesamten Gruppe auswirken.
- Falls „der Freund" einmal an einem Problem beteiligt ist (oder sogar „das Problem" ist), kann die Gruppe nicht helfen.
- Das Erlernen von neuen Kommunikationsmustern fällt leichter, wenn man sich noch nicht so gut kennt.

Bitte benennen Sie zwei Personen aus Ihrem Kurs, mit denen Sie sich die Arbeit in einer kollegialen Beratungsgruppe gut vorstellen können.

Gibt es Personen, mit denen Sie sich die Arbeit in einer kollegialen Beratungsgruppe nicht vorstellen können? Wenn ja, benennen Sie auch diese.

Vielen Dank!

Arbeitspapier 1/3: Merkmale von Kollegialer Beratung

Die Merkmale von Kollegialer Beratung

Charakteristisch für *Kollegiale Beratung* ist die Selbststeuerung der Gruppe ohne einen beratenden Experten, das klare Setting, die Transparenz der Methodik, die Gleichberechtigung aller Gruppenmitglieder, die wechselnde Rollenverteilung und die wertschätzende Grundhaltung des Einzelnen gegenüber den anderen Gruppenmitgliedern. Auch wenn verschiedene Modelle mit unterschiedlichen theoretischen Ausrichtungen existieren, gelten die folgenden Merkmale für alle:

Auftrag der ratsuchenden Person

Kollegiale Beratung findet in festen Gruppen statt

Gegenseitige Akzeptanz und Wertschätzung

Vertraulichkeit

Feste Struktur

Gruppenleitung

Aufgabenverteilung

Aktivität

Arbeitspapier 1/4: Ziele von Kollegialer Beratung

Ziele der Kollegialen Beratung

Die übergeordnete Idee der *Kollegialen Beratung* besteht in der Verbesserung und Wiederherstellung von Wohlbefinden im beruflichen Alltag. Dabei verfolgt sie zwei Ziele: Zum einen sollen sich die Gruppenmitglieder untereinander unterstützen und beraten, zum anderen ist die *Kollegiale Beratung* auch als praxisbegleitende Weiterqualifizierung anzusehen.

Beratung bei Problemen und Unterstützung bei deren Bewältigung

Weiterqualifizierung

Verbessern der eigenen Beratungskompetenz

Soziale Kompetenz

Reflexivität

Handlungsperspektiven

Ressourcenorientierung

2.4.2 Sitzung 2: Kennenlernen (90 Minuten)

In dieser Sitzung arbeiten die Mitglieder einer Beratungsgruppe zum ersten Mal jeweils in ihrer festen Gruppenzusammensetzung. Es wird noch kein konkreter Fall bearbeitet; diese Sitzung dient ausschließlich der gegenseitigen Vertrauensbildung. Die zentrale Aufgabe besteht darin, die Bereitschaft der Gruppenmitglieder zu fördern, sich gemeinsam auf die für sie ungewohnte Art der Gruppenarbeit einzulassen. Daher ist ein vertiefendes gegenseitiges Kennenlernen beabsichtigt. Um dem genug Raum zu geben, sind für die Sitzung 45–90 Minuten geplant.

Besonderheit: Bekanntgabe der Zusammensetzung einzelner Beratungsgruppen in Seminaren oder Klassen.

Bevor die eigentliche Sitzung durchgeführt wird, sollen die Gruppenmitglieder wissen, mit welchen Personen sie eine Beratungsgruppe bilden werden. Wichtig ist, dass die Teilnehmenden noch die Möglichkeit haben, korrigierend einzugreifen. Das wird notwendig, wenn sie z. B. ihre Meinung hinsichtlich bevorzugter oder abgelehnter Personen geändert haben, oder bei der Zusammenstellung ein Fehler unterlaufen ist. Nach dieser Sitzung soll die Gruppe im Sinne der *Kollegialen Beratung* stabil bleiben.

Wenn es zu „Fehlentscheidungen“ gekommen ist, werden die Bedenken oft nicht „öffentlich“ in der Gruppe benannt. Die Gründe dafür sind vielfältig, einer der Hauptgründe ist aber sicherlich, dass sich die Person nicht vor der ganzen Gruppe outen möchte. Um trotzdem die Möglichkeit der Intervention zu lassen, sollte die anleitende Person im Anschluss an die Bekanntgabe für eine begrenzte Zeit (der Erfahrung nach ist ein Unterrichtstag ausreichend) für Einzelgespräche zur Verfügung stehen.

Wird eine Änderung in der Gruppenzusammensetzung notwendig, sollte die Veränderung so vorgenommen werden, dass alle Gruppen die eigentliche „Kennenlernsitzung“ in der festen Konstellation durchführen können.

Planung 2. Sitzung

Zeit	Verlauf	Aktionsform	Material
5 min	Anwärmphase		
10 min	Vertrauensbildende Übung	„Einen Kreis bilden“	Anlage 2/1
10 min	„Kann ich mir vorstellen mit allen Mitgliedern dieser Gruppe vertrauensvoll Beratungsarbeit zu machen?“	Beratungsgruppen Blitzlicht	
10 min	Klärung offener Fragen	Beratungsgruppen Gespräch	
15 min	Vereinbarungen für die Beratungsarbeit treffen		
35 min	Vertrauensbildende Übung	„Konzentrische Kreise“	Anlage 2/2
5 min	Hinweis auf nächste Sitzung		

Verlauf der Sitzung

1. Anwärmphase (5 Minuten)

In der sogenannten *Anwärmphase* haben die Gruppenmitglieder Gelegenheit, über alles Mögliche zu sprechen, bis alle Gruppenmitglieder eingetroffen und bereit für die Sitzung sind.

2. Übung zur Vertrauensbildung: „Einen Kreis bilden" (nach Vope[41]) (10 Minuten)

Die zentrale Zielsetzung dieser Sitzung ist die Vertrauensbildung unter den Gruppenmitgliedern, sodass die Bereitschaft wächst, sich in der künftigen Zusammenarbeit in der *Kollegialen Beratung* gegenseitig zu beraten und zu unterstützen. Aus diesem Grund wird nach der Begrüßung der Gruppenmitglieder nicht mit einem Blitzlicht begonnen, sondern mit einer Übung.

Die Übung „Einen Kreis bilden" bewirkt bei den teilnehmenden Personen, dass sie aktiv werden und sich aufmerksam begegnen. Für die Gruppenleitung liefert diese Übung Informationen darüber, wie der aktuelle Vertrauensstand in der Gruppe ist[42]. Die Beschreibung der Durchführung dieser Übung befindet sich in der Anlage 2/1: Vertrauensbildende Übung.

Die vertrauensbildenden Maßnahmen erstrecken sich (begrenzt) auch auf die anleitende Person. Sie kann zwar nicht direkt an der Übung teilnehmen, in dem Blitzlicht besteht aber auch für sie die Möglichkeit, ihren Eindruck von dem Zusammenspiel der Gruppenmitglieder mitzuteilen und damit Kongruenz und Wertschätzung zu zeigen.

3. Blitzlicht (10 Minuten)

Eine Grundvoraussetzung für die Arbeit in der *Kollegialen Beratung* ist, dass sich die Gruppenmitglieder gegenseitig schätzen und mögen

41 2008, S 111
42 vgl. Vopel 2008, S. 111

und darum wissen. Um das klar hervorzuheben, erfolgt nach der ersten vertrauensbildenden Übung ein Blitzlicht, in dem jedes Gruppenmitglied noch einmal äußert, ob es sich mit allen anderen Mitgliedern eine vertrauensvolle Zusammenarbeit vorstellen kann.

In der Regel schließen sich die Sequenzen **„Klärung offener Fragen“** und **„Vereinbarungen für die Beratungsarbeit treffen“** nahtlos an das Blitzlicht an. Eine strikte Trennung dieser beiden Sequenzen ist nicht sinnvoll, weil oft die Klärung von Fragen schon Regeln für die gemeinsame Beratungsarbeit beinhalten.

4. Klärung offener Fragen (10 Minuten)

Die Erfahrung hat gezeigt, dass viele Fragen erst nach der Einführungssitzung gestellt werden. Ein Grund ist sicher darin zu suchen, dass sich die teilnehmenden Personen erst mit den Ideen der *Kollegialen Beratung* vertraut machen müssen. Zwischen Einführungssitzung und zweiter Sitzung können daher ein paar Tage oder auch Wochen liegen. Oftmals ist es auch sinnvoll, die Verständnisfragen in dem kleineren Kreis der Beratungsgruppe zu klären, weil sie der „Türöffner“ für Fragen sein können, bei denen es z. B. um Vertrauen, die Rolle der anleitenden Person und den Umgang untereinander geht.

5. Vereinbarungen für die Beratungsarbeit treffen (10 Minuten)

Obwohl in der Einführungssitzung bereits grundsätzliche Regeln für die *Kollegiale Beratung* besprochen wurden, ist es für die einzelnen Beratungsgruppen wichtig, noch einmal ihre Regeln festzulegen. Um immer wieder darauf zurückgreifen zu können, werden die Regeln schriftlich fixiert.

6. Konzentrische Kreise (nach Vopel) (35 Minuten)

Nach der inhaltlichen Arbeit erfolgt eine weitere Übung, die das gegenseitige Kennenlernen fördert. Geplant sind 35 Minuten, allerdings ist hier die Grundlage, dass die Gruppengröße acht bis neun Personen beträgt. Ist die Gruppe größer oder kleiner, muss der zeitliche Rahmen entsprechend angepasst werden. Kennen sich die Gruppenmitglieder untereinander schon gut, kann diese Übung auch entfallen.

In dieser Übung hat jedes Gruppenmitglied die Möglichkeit, persönliche Dinge auf die eigene Weise mitzuteilen. Gleichzeitig üben sich die Gruppenmitglieder darin, mit abwechselnden Partnern Kontakt aufzunehmen[43]. Die hohe Dichte in der Gruppenkommunikation fördert Gruppenkohäsion. Die Beschreibung der Durchführung dieser Übung befindet sich in der Anlage 2/2: Vertrauensbildende Übung.

7. Hinweis auf die nächste Sitzung (5 Minuten)

Am Ende der Sitzung erfolgt der Hinweis auf die Gestaltung der nächsten Sitzung, sodass die Gruppenmitglieder sich auf den nächsten Termin einstellen können.

43 vgl. Vopel 1999, S. 59

Anlage 2/1: Vertrauensbildende Übung

„Einen Kreis bilden“

(nach Vopel 2008)

Alle Gruppenmitglieder schließen die Augen und wandern, ohne zu sprechen, langsam im Raum herum. Dabei halten sie die Hände in Brusthöhe mit den Handflächen nach außen, um sich bei Kollisionen zu schützen.

Nach zwei Minuten werden die Gruppenmitglieder aufgefordert, sich mit den anderen zu verbinden und einen Kreis zu bilden, in dem sie sich an den Händen halten. Auch jetzt bleiben die Augen geschlossen und es darf noch nicht gesprochen werden.

Wenn der Kreis gebildet ist, fordert die anleitende Person die Gruppenmitglieder auf, sich gemeinsam und im gleichen Tempo auf den Boden zu setzen.

Wenn alle Gruppenmitglieder auf dem Boden sitzen, teilt die anleitende Person mit, dass die Übung vorbei ist und die Augen geöffnet werden können. Die Auswertung erfolgt über ein kurzes Blitzlicht unter dem Aspekt, wie es jedem Einzelnen bei der Übung gegangen ist.

Anlage 2/2: Vertrauensbildende Übung

Konzentrische Kreise

(nach Vopel, 1999)

Die Gruppenmitglieder bilden Paare, die sich in zwei konzentrischen Kreisen aufstellen. D. h., es gibt einen „inneren Kreis“ und einen „äußeren Kreis“. Die Paare stehen sich gegenüber und sehen sich an. Auf Ansage der anleitenden Person sprechen die Beiden vier Minuten lang über ein vorgegebenes Thema. Nach den vier Minuten werden die Personen des „äußeren Kreises“ aufgefordert, sich im Uhrzeigersinn zu der nächsten Person im „inneren Kreis“ zu begeben. Die Gruppenmitglieder, die den inneren Kreis bilden, bleiben stehen. Auf diese Weise haben die Personen gewechselt und es wird über ein neues Thema gesprochen. So wird fortgefahren, bis das ursprüngliche Paar wieder voreinander steht.

Die folgenden Themenvorschläge erleichtern die persönliche Öffnung:

- Am liebsten fahre ich in den Urlaub nach ...
- Wenn ich 1 Mio. Euro gewonnen hätte, dann ...
- Am besten komme ich mit Menschen aus, die ...
- Ich habe mir diesen Beruf ausgesucht, weil ...
- Was ich in der Zukunft weniger tun will, ist ...
- Ich mag besonders an mir, ...
- Meine Lieblingsfarbe ist ...
- Ich mag überhaupt nicht ...
- Meine größte Stärke ist ...
- Meine größte Schwäche ist ...
- Etwas, das ich schrecklich ungern tue, ist ...
- Mein erster Eindruck von dir war ...
- Mich beeindruckt besonders an dir ...

2.4.3 Sitzungen 3 und 4: Metakommunikation (180 Minuten)

In der dritten und vierten Sitzung wird auch noch kein konkreter Fall bearbeitet. Hauptziel dieser beiden Sitzungen ist es, eine Atmosphäre in der Beratungsgruppe zu schaffen, in der sich jedes Gruppenmitglied von den anderen anerkannt und akzeptiert fühlt. Hierfür eignet sich die *Metakommunikation* besonders.

Metakommunikation heißt, die Art und Weise, wie die beteiligten Personen miteinander umgehen, zu verstehen. Was mit der gesendeten Nachricht gemeint ist, wie die empfangene Nachricht verstanden worden ist und welche Reaktionen daraus folgen[44].

Die Zusammenlegung der beiden Sitzungen zur Metakommunikation ist sinnvoll, um den Prozess der Gruppenkohäsion möglichst reibungslos fortschreiten zu lassen.

Ziele und Intention

Üblicherweise wird die explizite Metakommunikation dann eingesetzt, wenn eine Kommunikation gestört ist. Da die Gruppe hier noch am Anfang steht, kann davon ausgegangen werden, dass eine Störung allenfalls in der Unvertrautheit untereinander zu finden ist. Durch Metakommunikation an dieser Stelle soll erreicht werden, dass das gegenseitige Kennenlernen möglichst rasch gelingt und so eine Atmosphäre geschaffen werden kann, in der sich die Gruppenmitglieder anerkannt und akzeptiert fühlen. Dieses gegenseitige Kennenlernen wird durch schrittweise aufeinander aufbauende, strukturierte Vorgaben erleichtert.

Ein weiteres Ziel dieser Sitzung ist es, die einzelnen Gruppenmitglieder routinierter in kollegialer Beratungsarbeit zu machen. Das heißt, dass die Gruppenmitglieder den Blick in die eigene Innenwelt üben und den Mut zur Selbstoffenbarung aufbringen müssen, dass die

44 vgl. Schulz v. Thun 1989, S. 91

Kommunikationsfertigkeiten verbessert werden und Regeln festgelegt werden, die den Umgang untereinander bestimmen.

Planung 3. und 4. Sitzung

Zeit	Verlauf	Aktionsform	**Material**
10 min	**Anfangsblitzlicht**	Großgruppe	Flipchart
20 min	**Offenheit in der Gruppe**	Beratungs-gruppe	Arbeitspapier 3/1: Metakommuni-kation
20 min	**Verhalten in ausgewählten Situationen**	Beratungs-gruppe	Arbeitspapier 3/2: Metakommuni-kation
30 min	**Feedback geben**	Beratungs-gruppe	Arbeitspapier 3/3: Metakommuni-kation
Pause			
40 min	**Übung: NASA**	Beratungs-gruppe	Arbeitspapier 3/4, 3/5, 3/6: Metakom-munikation
40 min	**Beurteilung**	Beratungs-gruppe	Arbeitspapier 3/7: Metakommuni-kation

10 min	**Abschlussblitzlicht**	Großgruppe	
5 min	**Abschluss der Sitzung** Die Gruppenmitglieder werden darüber informiert, dass in der nächsten Sitzung Techniken zur Gesprächsführung geübt werden. Sie werden gebeten bis zur nächsten Sitzung den Text zur hilfreichen Gesprächsführung zu lesen und zu überlegen, ob sie sich mit einem Fall beteiligen können.		Text: Arbeitspapiere 5/1 und 5/6

Verlauf der Sitzungen

Das folgende Vorgehen der Metakommunikation orientiert sich zum einen an Schulz v. Thun[45] und zum anderen an einem Vorschlag zur Metakommunikation in Gruppen von Schwäbisch und Siems[46].

In diesen beiden Sitzungen besteht das zentrale Anliegen darin, die gegenseitige Akzeptanz und die Gruppenkohäsion zu fördern. Um Erkenntnisse darüber zu gewinnen, wie die Arbeitsschritte in einer Beratungsgruppe durchgeführt werden und wie die Gruppenmitglieder untereinander interagieren, ist eine Beobachtung der Gruppe unumgänglich. Doch das plötzliche Hinzutreten und Hospitieren der anleitenden Person bei einer Beratungsgruppe würde sowohl die inhaltliche Arbeit als auch den Prozess der Gruppenbildung stören. Daher gilt es eine Situation zu schaffen, die es der anleitenden Person ermöglicht, Informationen über die jeweiligen Gruppenprozesse zu sammeln, und die der Gruppe ausreichend Raum lässt für ihre Entwicklungsprozesse.

Wenn das Anleitungsprogramm für ein Seminar oder eine Klasse durchgeführt wird, ist das Zusammenbringen aller Beratungsgruppen in einem ausreichend großen Raum (z. B. Klassenraum) so eine Möglichkeit. Jede Beratungsgruppe findet dann „ihre Ecke", in der sie gemeinsam Metakommunikation durchführen kann.

Jede Beratungsgruppe erhält die Arbeitsaufträge (entsprechend den vorgegebenen zeitlichen Abständen) in schriftlicher Form und bearbeitet diese. Die anleitende Person kann, in ausreichend räumlicher Distanz zu jeder Beratungsgruppe, beispielsweise Informationen darüber sammeln,

- ob sich die Haltungen der Gruppenmitglieder untereinander im Verlauf der Übungen verändern;

45 1989, S. 91ff.
46 1998, S. 273ff.

- wie die Gruppen mit den Arbeitsaufträgen umgehen (z. B. kichern viel, oder gehen konzentriert vor);
- wie weit die Rollenverteilung fortgeschritten ist (z. B. Gruppenleitung).

Die Erfahrung mit diesem Vorgehen hat gezeigt, dass die deutlich wahrnehmbare Beobachtung durch die anleitende Person zum einen allen Teilnehmenden eine gewisse (erforderliche) Arbeitsdisziplin aufzwingt. Zum anderen bedeutet es auch Schutz, da Rückfragen oder auch ein schnelles Eingreifen sofort möglich sind.

1. Anfangsblitzlicht (10 Minuten)

Die Sitzung beginnt mit einem Anfangsblitzlicht, in dem jedes Gruppenmitglied mitteilt, wie es ihm gerade geht. Das kann anhand einer (z. B. auf dem Flipchart aufgezeichneten) Skala von „plus Zehn“ bis „minus Zehn“ geschehen, auf der jedes Mitglied den eigenen Punkt markiert und kurz kommentiert.

2. Offenheit in der Gruppe (20 Minuten)

Nach einer stillen Eigenreflexion sollen sich die Gruppenmitglieder darüber austauschen, wie offen sie zum jetzigen Zeitpunkt in ihrer Gruppe sein können. Auch hier ist eine Skala hilfreich, um die jeweiligen Einschätzungen der Gruppenmitglieder vergleichbar zu machen. Wenn der Istzustand für alle geklärt ist, sollen sich die Gruppenmitglieder darüber austauschen, was ihnen in der Gruppe helfen würde, offener zu sein, und welche Umstände sich störend auswirken würden (Arbeitspapier 3/1: Metakommunikation).

3. Wie verhalte ich mich in bestimmten Situationen (20 Minuten)

Nach dem ausführlichen Austausch über Offenheit, folgt im nächsten Schritt eine Selbstentäußerung darüber, wie sich die Person in bestimmten Situationen verhalten würde. Um diese Sequenz nicht in ein allgemeines Frage- und Antwortspiel ausarten zu lassen, ist es sinnvoll, ein konkretes Beispiel vorzugeben. Da es sich um eine Gruppe handelt, deren Gelingen maßgeblich von dem kooperativen und gleichwertigen Miteinander und der aktiven Beteiligung aller Gruppenmitglieder abhängig ist, eignet sich ein Beispiel, das das Gegenteil beschreibt (Arbeitspapier 3/2: Metakommunikation).

Dabei soll zunächst jedes Gruppenmitglied die Fragen schriftlich beantworten. Wenn alle Gruppenmitglieder mit der Selbstreflexion geendet haben, wird reihum vorgelesen, ohne dass die Aussagen kommentiert werden. Erst danach findet der gegenseitige Austausch darüber statt, welche Wirkung die Antworten bei den anderen Gruppenmitgliedern in einer realen Situation gehabt hätten.

4. Feedback geben (30 Minuten)

Feedback geben nimmt einen zentralen Stellenwert im sozialen Lernprozess ein. Es ist ein Mittel zu konstruktiver Offenheit. Die Wirksamkeit und das Maß, in dem Feedback gegeben wird, hängen insbesondere sowohl von der Vertrautheit der einzelnen Gruppenmitglieder untereinander, als auch von dem Maß der Vertrautheit der gesamten Gruppe ab[47]. Das Ziel des Feedbacks ist, dass kommuniziert wird, wie sich Verhalten auf andere auswirkt. Da es keine leichte Angelegenheit ist, Feedback zu geben oder zu empfangen, sollen sich die Gruppenmitglieder untereinander darüber verständigen, wie sie sich gegenseitig Feedback geben wollen und wie es auf keinen Fall aussehen soll. Die Regeln, auf die sich die Gruppenmitglieder geeinigt haben, werden schriftlich fixiert und für alle zugänglich gemacht (Arbeitspapier 3/3: Metakommunikation).

Pause: An dieser Stelle wird eine Pause von 15 Minuten eingeplant. Nach der Pause folgt ein Methodenwechsel. Es soll immer noch an

47 vgl. Antons 1996, S. 108

dem Thema Interaktion und Kooperation weitergearbeitet werden, dieses Mal aber in spielerischer Form.

5. Übung: NASA-Spiel (40 Minuten)

Die NASA-Übung ist sowohl für länger bestehende als auch für neu zusammengesetzte Gruppen geeignet. Im Mittelpunkt stehen die Kommunikation und die Zusammenarbeit in der Gruppe. Im Zusammenhang mit der Metakommunikation geht es hauptsächlich darum, die Auswirkungen der Arbeitsweise *auf die Qualität der Entscheidungsfindung* zu verdeutlichen. Die Spielanleitung orientiert sich an der von Klaus Antons[48] (s. Arbeitspapiere 3/4 und 3/5).

6. Beurteilung (40 Minuten)

Zum Schluss der Sitzung sind die Gruppenmitglieder aufgefordert, sich gegenseitig zu den Dimensionen Aktivität, Akzeptanz und Offenheit zu beurteilen. Dabei sollen die Gruppenmitglieder nur auf das Verhalten während des NASA-Spiels Bezug nehmen. Für die Beurteilung eignet sich wieder eine Skala, in der für jedes Gruppenmitglied eine Zeile zur Verfügung steht. Bewährt hat sich eine Liste von Schwäbisch und Siems[49], die leicht verändert nachfolgend aufgeführt ist.

Auch hier findet zunächst die stille Eigenreflexion statt. Dabei soll jedes Gruppenmitglied sowohl für sich selbst als auch für alle anderen Gruppenmitglieder eine Zahl in allen drei Dimensionen eintragen (z. B. wer sehr aktiv ist, bekommt die Ziffer 1 eingetragen). Danach werden der Reihe nach für ein Gruppenmitglied alle Zahlenwerte vorgelesen. Das Gruppenmitglied sollte sich die Werte, die es von den anderen bekommen hat, notieren. Nachfragen, wie das Gruppenmitglied den Zahlenwert gemeint hat, soll zu diesem Zeitpunkt noch unterbleiben. Eine zeitraubende Diskussion, die die nachfolgenden Gruppen-

48 1996, S. 155ff.
49 1998, S. 284

mitglieder auf ihre Werte warten lässt, soll auf jeden Fall vermieden werden. Solche Diskussionen könnten sich auch so auswirken, dass sich die anderen Gruppenmitglieder scheuen ihre Zahlenwerte mitzuteilen. Wenn die Bekanntgabe der Zahlenwerte beendet ist, sollen die Gruppenmitglieder aktiv um eine Erläuterung bitten, wie die anderen Gruppenmitglieder zu ihrer Einschätzung gekommen sind. Für dieses Feedback werden die bereits aufgestellten Regeln angewendet.

7. Abschlussblitzlicht (10 Minuten)

Das Abschlussblitzlicht findet unter der Fragestellung „Was habe ich heute erfahren?“ und „Wie fühle ich mich jetzt?“ statt.

Arbeitspapier 3/1: Metakommunikation

Offenheit in Ihrer Gruppe

(20 min)

Eines der Ziele *Kollegialer Beratung* ist, die Anforderungen des Arbeitsalltags oder der Ausbildung zu bewältigen. Sie sollen daher in der Gruppe über alle Schwierigkeiten, insbesondere denen aus dem Berufsalltag, reden können. Probleme in Gegenwart anderer zu benennen und zu erörtern ist oft mit Vorbehalten und Ängsten besetzt. Wie wir es bereits in der ersten Sitzung besprochen haben, soll es durch die gemeinsame Bearbeitung von Problemen in der Gruppe und durch die aktive Beteiligung aller Gruppenmitglieder an der Lösungsfindung gelingen, diese Einschränkungen abzubauen.

Bitte überlegen Sie, wie offen Sie zurzeit in dieser Gruppe sein können, welches Verhalten hilfreich für Sie ist und welches Verhalten Sie hemmen würde.

1. Beantworten Sie individuell die Fragen A, B und C schriftlich:

A). Ich glaube, dass ich in dieser Gruppe über alles sprechen kann.
Stimmt genau ① ② ③ ④ ⑤ ⑥ ⑦ ⑧ stimmt überhaupt nicht

B). Damit ich in dieser Gruppe offen sprechen kann, ist für mich wichtig, dass

C). Ich würde in der Gruppe gehemmt sein, wenn

2. Nachdem jedes Gruppenmitglied die Fragen beantwortet hat, lesen Sie die Antworten zu jeder Frage der Reihe nach vor (Blitzlicht). Diskutieren Sie nicht über die Antworten, das erfolgt erst im dritten Schritt.
3. Nachdem alle Gruppenmitglieder ihre Antworten vorgelesen haben, können Sie nun über die verschiedenen Antworten diskutieren.

Arbeitspapier 3/2: Metakommunikation

Verhalten in bestimmten Situationen

(20 min)

Nach dem ausführlichen Austausch über Offenheit folgt im nächsten Schritt eine Selbstreflexion darüber, wie Sie sich in bestimmten Situationen verhalten würden. Dazu das folgende Beispiel: *„Stellen Sie sich vor, Sie sind in einer Kollegialen Beratung, in der ein Gruppenmitglied immer wieder das Wort ergreift und die anderen nicht zu Wort kommen lässt. Wenn es einem anderen Gruppenmitglied gelungen ist, etwas zu sagen, dann wird dieser Beitrag herabgesetzt.“*

Beantworten Sie individuell die folgenden Fragen schriftlich:
Was denken Sie in einer solchen Situation?

Was fühlen Sie in einer solchen Situation?

Wie verhalten Sie sich in einer solchen Situation?

Wie möchten Sie sich gern verhalten?

Nachdem jedes Gruppenmitglied die Fragen beantwortet hat, lesen Sie die Antworten zu jeder Frage der Reihe nach vor (Blitzlicht). Diskutieren Sie nicht über die Antworten, das erfolgt erst im dritten Schritt.

Nachdem alle Gruppenmitglieder ihre Antworten vorgelesen haben, können Sie sich nun darüber austauschen, welche Wirkung die realen Antworten gehabt hätten.

Arbeitspapier 3/3: Metakommunikation

Feedback

(30 min)

Ein Feedback erhalten wir in jeder zwischenmenschlichen Kommunikation. Paul Watzlawick et al. (1985) beschrieben das mit den Worten: „Man kann nicht nicht kommunizieren." Es geschieht nicht immer verbal und nicht immer bewusst. Oft sind es die nonverbalen Anteile, wie beispielsweise Lächeln, die uns ermutigen fortzufahren. Oder andersherum: Ein Kopfschütteln lässt uns zweifeln und innehalten.

Durch das Feedback, das wir durch unsere Kommunikationspartner erhalten, definieren wir unser Selbstbild. Bekommen wir positives Feedback in Worten (z. B. Lob) oder auch nonverbal (z. B. Lächeln), fühlen wir uns gut. Erhalten wir negative Rückmeldungen (z. B. Tadel oder Misstrauen), kann sich unser Befinden schnell verschlechtern. Es ist also keine leichte Angelegenheit, wenn wir uns entschließen, Feedback zu geben.

„Jede Kommunikation hat einen Inhalts- und einen Beziehungsaspekt, wobei Letzterer den Ersteren bestimmt."[50] Mit anderen Worten, wenn die Beziehung zwischen den beiden Kommunikationspartnern von echter gegenseitiger Wertschätzung gekennzeichnet ist, kann auch Kritik geäußert werden, ohne dass sich der andere dauerhaft schlecht fühlt. Denn durch konstruktive Offenheit erhält eine Person die Möglichkeit, zu überprüfen, ob die Auswirkungen ihres Verhaltens dem entsprechen, was sie beabsichtigt hat. Ist dem nicht so, kann sie ihr Verhalten ändern, sodass sich das wiederum auf die weitere Zusammenarbeit förderlich auswirken kann.

Bitte erarbeiten Sie gemeinsam, wie Feedback in Ihrer Gruppe gegeben werden soll, und wie es auf keinen Fall gegeben werden soll. Beschränken Sie sich dabei auf jeweils fünf Gesichtspunkte.

Bitte beachten Sie, dass sich die Zusammenarbeit in der Gruppe nur positiv gestalten kann, wenn sich kein Gruppenmitglied mit seiner Meinung zurückhält und alle Gruppenmitglieder mit dem Ergebnis einverstanden sind. Sind Sie zu einem Ergebnis gekommen, protokollieren Sie es für alle Gruppenmitglieder.

50 Watzlawick et al. 1985

Arbeitspapier 3/4: Metakommunikation

NASA Weltraum–Spiel

(nach Antons 1996, S. 156)

Stellen Sie sich vor, Sie gehören zu einer Raumfahrergruppe, deren Auftrag darin besteht, sich mit dem Mutterschiff auf der beleuchteten Seite des Mondes zu treffen. Wegen technischer Schwierigkeiten muss Ihr Raumschiff 300 km entfernt vom Mutterschiff notlanden. Während der Landung ist viel von der Ausrüstung zerstört worden. Ihr Überleben hängt davon ab, dass Sie das Mutterschiff zu Fuß erreichen. Sie dürfen nur das Allernotwendigste mitnehmen, um diese Strecke bewältigen können. Unten ist eine Liste von 15 unzerstörten Gegenständen angefügt. Ihre Aufgabe ist es nun, eine Rangordnung der aufgezählten Dinge zu machen, die für das Erreichen Ihres Ziels mehr oder weniger wichtig sind. Ordnen Sie die Ziffer 1 dem allerwichtigsten Gegenstand zu, die Ziffer 15 dem am wenigsten wichtigen usw. Diese Einschätzung soll zunächst jeder selbst innerhalb von 5 Minuten vornehmen und auf dem Auswertungsbogen dokumentieren, ohne mit den anderen Gruppenmitgliedern zu sprechen.

Streichhölzer
Lebensmittelkonzentrat
fünfzig Fuß Nylonseil
Fallschirmseide
tragbares Heizgerät
Zwei 0,45-kalibrige Pistolen
Trockenmilch
zwei 100-Pfund-Tanks Sauerstoff
Stellar-Atlas (Mondkonstellation)
sich selbst aufblasendes Rettungsfloß
Magnetkompass
fünf Gallonen Wasser
Signalleuchtkugeln
Erste-Hilfe-Koffer
mit Sonnenenergie angetriebener UKW-Sender/Empfänger

Wenn die ersten fünf Minuten Einzelarbeit abgeschlossen sind, besprechen Sie bitte mit Ihren anderen Gruppenmitgliedern eine gemeinsame Rangfolge und dokumentieren Sie auch diese. Hierfür haben Sie 15 Minuten Zeit.

Arbeitspapier 3/5: Metakommunikation

Auswertungsbogen

Ausrüstungsgegenstände	Persönliche Rangreihe	Gruppen-Rangreihe	Richtiges Ergebnis	Differenz zum richtigen Ergebnis	
				persönlich	Gruppe
Streichhölzer					
Lebensmittelkonzentrat					
fünfzig Fuß Nylonseil					
Fallschirmseide					
tragbares Heizgerät					
Zwei 0,45-kalibrige Pistolen					
Trockenmilch					
zwei 100-Pfund-Tanks Sauerstoff					
Stellar-Atlas (Mondkonstellation)					
sich selbst aufblasendes Rettungsfloß					
Magnetkompass					
fünf Gallonen Wasser					
Signalleuchtkugeln					
Erste-Hilfe-Koffer					
mit Sonnenenergie angetriebener UKW-Sender/Empfänger					

Arbeitspapier 3/6: Metakommunikation

Die richtige Reihenfolge lautet:

zwei 100-Pfund-Tanks Sauerstoff	*Atembedarf*
fünf Gallonen Wasser	*ergänzt Wasserverlust infolge Schwitzens*
Stellar-Atlas (Mondkonstellation)	*Richtungsfindung*
Lebensmittelkonzentrat	*notwendige Tagesration*
mit Sonnenenergie angetriebener UKW-Sender/Empfänger	*evtl. Verbindung zum Mutterschiff; Notrufsender*
fünfzig Fuß Nylonseil	*nützlich beim Zusammenbinden von Verletzten und beim Klettern*
Erste-Hilfe-Koffer	*orale Pillen und Injektionsmedizin sind wertvoll*
Fallschirmseide	*Schutz vor Sonnenstrahlen*
sich selbst aufblasendes Rettungsfloß	*CO2 Flaschen zum Selbstantrieb über Klüfte usw.*
Signalleuchtkugeln	*Notruf, wenn in Sichtweite Mutterschiff*
Zwei 0,45-kalibrige Pistolen	*können der Herstellung von Selbstantriebsaggregaten dienen*
Trockenmilch	*Nahrung, bei Mischung mit Wasser trinkbar*
tragbares Heizgerät	*nützlich nur bei der Landung auf der dunklen Seite des Mondes*
Magnetkompass	*keine Magnetpole, daher unbrauchbar*
Streichhölzer	*wenig oder nicht zu gebrauchen*

(vgl. Antons 1996, S. 157)

Arbeitspapier 3/7: Metakommunikation

Feedback geben und empfangen

(40 Minuten)

In dieser Übung soll es darum gehen, den anderen Gruppenmitgliedern Feedback über die Wirkung ihres Verhaltens zu geben und selbst Feedback zu erhalten. Neben den Regeln, die Sie gruppenintern für Feedback festgelegt haben, gibt es eine Reihe von grundsätzlich hilfreichen Richtlinien. Wenn Sie sich daran orientieren, kann Feedback zu einer wichtigen Quelle des Lernens im Alltag werden.

Mitteilen von Feedback

- Das Feedback muss im eigenen Namen erfolgen, da es die Beziehung zwischen dem Empfänger und dem Sender klären soll. Die feedbackgebende Person handelt nicht stellvertretend für andere und versteckt sich nicht hinter dem *„Wir alle …“* oder *„Man macht das nicht …“*.
- Sagen Sie als feedbackgebende Person, welche persönlichen Ziele Sie mit dem Feedback verfolgen *(„Ich möchte mich nicht aufregen, deshalb sage ich dir das.“)*.
- Nennen Sie Fakten, keine Hypothesen über das Warum *(„Du lässt mich nicht ausreden.“* ohne: *„Es interessiert dich wohl nicht, was ich zu sagen habe.“)*. Das Feedback soll sich auf konkrete Geschehnisse beziehen, Verallgemeinerungen sollen vermieden werden (also nicht: *„Du unterbrichst ständig und hörst nie zu …“)*.
- Nach der Verhaltensbeschreibung teilen Sie mit, welche Reaktionen bzw. Gefühle das bei Ihnen auslöst *(„Du lässt mich nicht ausreden … Das macht mich wütend.“)*.
- Feedback ist kein Gang durch die Ahnengalerie. Es sollte möglichst bald nach dem aktuellen Geschehen erfolgen und sich nur darauf konzentrieren. Mitteilungen über frühere Vorfälle sind an dieser Stelle nicht (mehr) erwünscht.

Arbeitspapier 3/7: Metakommunikation

Empfangen von Feedback

Wenn Sie ein Feedback erhalten, überlegen Sie, was Sie mit dem Feedback machen wollen. Sie müssen nicht so werden, wie andere Sie haben wollen! Dennoch kann es hilfreich sein zu erfahren, wie sich Ihr Verhalten auf andere auswirkt. Deshalb:

- Stellen Sie sicher, dass Sie verstanden haben, was die andere Person Ihnen sagen wollte. Um alles Gesagte zu verstehen, ist es notwendig, aufmerksam zuzuhören. Sollten Sie jedoch während des Feedbacks schon über eine mögliche Verteidigung nachdenken, können Sie nicht mehr verstehen, was die feedbackgebende Person Ihnen sagt. Dabei entgehen Ihnen eventuell wichtige Informationen.
- Versuchen Sie also nicht sich sogleich zu verteidigen, sondern hören Sie sich das Feedback erst einmal vollständig an.
- Wenn die feedbackgebende Person geendet hat, können Sie Ihrerseits mitteilen, welche Reaktionen das Feedback bei Ihnen auslöst, was hilfreich war und was weniger.
- Für das in dieser Übung vorgesehene Feedback beachten Sie bitte Folgendes: Das Feedback soll sich nur auf das Verhalten während des NASA-Spiels beziehen. Dabei werden die Dimensionen Akzeptanz, Aktivität und Offenheit beurteilt. Wie in den vorangegangenen Übungen findet zunächst die stille Eigenreflexion statt. Dabei soll jedes Gruppenmitglied sowohl für sich selbst als auch für alle anderen Gruppenmitglieder eine Zahl in allen drei Dimensionen eintragen (z. B. wer sehr aktiv ist, bekommt die Ziffer 1 eingetragen). Nehmen Sie sich dafür ca. 10 Minuten Zeit.
- Danach werden der Reihe nach für ein Gruppenmitglied alle Zahlenwerte vorgelesen. Notieren Sie sich die Werte, die Sie von den anderen bekommen haben. Nachfragen, wie das Gruppenmitglied den Zahlenwert gemeint hat, soll zu diesem Zeitpunkt noch unterbleiben. Eine zeitraubende Diskussion, die die nachfolgenden Gruppenmitglieder auf ihre Werte warten lässt, soll auf jeden Fall vermieden werden.

Arbeitspapier 3/7: Metakommunikation

Wenn die Bekanntgabe der Zahlenwerte beendet ist, bitten die Gruppenmitglieder, die eine genauere Erklärung ihres Wertes haben möchten, aktiv um eine Erläuterung, wie die anderen Gruppenmitglieder zu ihrer Einschätzung gekommen sind.

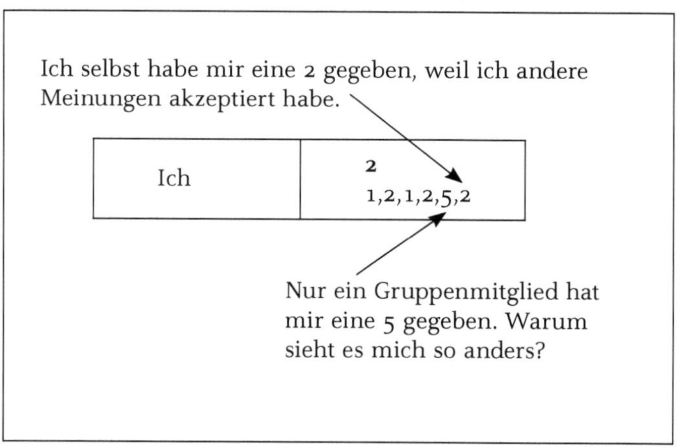

(Bearbeitetes Beispiel aus Schwäbisch und Siems 1998, S. 283)

Das Feedback, das Sie jetzt geben und erhalten, bezieht sich nur auf die Wahrnehmung des Verhaltens, das Sie und die Anderen während des NASA-Spiels gezeigt haben. Es ist kein Urteil über Ihre Persönlichkeit.

Arbeitspapier 3/7: Metakommunikation

Namen der Gruppenmitglieder	Akzeptanz 1 2 3 4 5 1 = akzeptiert die Meinung anderer und schätzt sie wert. 5 = sieht nur seine Argumente, zeigt wenig Verständnis für andere Meinungen.	Aktivität 1 2 3 4 5 1 = ist sehr aktiv bei der Gruppenarbeit beteiligt. 5 = hält sich passiv zurück, distanziert sich von der Arbeit.	Offenheit 1 2 3 4 5 1 = teilt offen seine Gedanken und Gefühle mit. 5 = versteckt seine Gedanken und Gefühle, zeigt wenig von sich.
Ich			

Angelehnt an Schwäbisch und Siems 1998, S. 284

2.4.4 Sitzung 5: Hilfreiche Gesprächsführung (90 Minuten)

In dieser Sitzung geht es darum, die Gruppenmitglieder mit den Grundzügen des hilfreichen Verhaltens in einer Beratungssituation und grundlegenden Kommunikationsfertigkeiten vertraut zu machen. Für die geplanten Übungen ist es ideal, wenn die Gruppenmitglieder eigene Fälle erzählen.

Ziele und Intention

Die Menschenbilder, die unserem Denken und Handeln zugrunde liegen, bestimmen unser Tun. Deshalb sollen sich die Teilnehmenden in dieser Sitzung damit vertraut machen, welche Annahmen das Menschenbild prägen, auf dem dieses Anleitungsprogramm basiert. Ein kurzer Exkurs dazu findet sich auf dem Arbeitspapier 5/1.

Die Gruppenmitglieder werden erste Erfahrungen mit förderlichen Grundhaltungen in der Beratung sammeln und erleben, wie Fragen (hilfreich) wirken können. Zudem wird die Kommunikationstechnik *verständnisvolles, aktives Zuhören* eingeübt.

Die Kommunikationsfertigkeiten, die in dieser Sitzung geübt werden, sind die Basis, auf der jede weitere Sitzung aufbaut, unabhängig davon, welche Beratungsmethode ausgewählt wird.

Ohnedies sind sie über die *Kollegiale Beratung* hinausgehend vielseitig einsetzbar. Da es für viele Gruppenmitglieder das erste Mal ist, sich so zu verhalten, ist diese Sitzung als erstes Training anzusehen, dass in jeder folgenden Sitzung vertieft wird.

Planung 5. Sitzung

Zeit	Verlauf	Aktionsform	Material
10 min	**Anfangsblitzlicht**		
10 min	**Das Menschenbild Grundhaltungen eines Beraters**	In der Gruppe besprechen (evtl. Übung)	Arbeitspapiere 5/1 bis 5/2
5 min	**Verständnisvolles Zuhören**	In der Gruppe besprechen	Arbeitspapier 5/3
10 min	An einem Beispiel die Grundhaltungen eines Beraters und „Verständnisvolles Zuhören" aufzeigen.	Demonstration	Arbeitspapier 5/4 (Fallbeispiel)
5 min	**Hilfreiches Fragen**	Vortrag Gespräch	Arbeitspapier 5/5
30-35 min	**Einüben** Anhand Fallerzählungen von Gruppenmitgliedern findet die Übungssequenz statt.	Übungen in der Gesamtgruppe oder in Dreiergruppen	Arbeitspapier 5/6
10 min	**Abschlussblitzlicht** Feedback aller Gruppenmitglieder hinsichtlich Inhalt und Vorgang der Beratung		
5 min	**Abschluss der Sitzung** Die Gruppenmitglieder werden darüber informiert, dass in der nächsten Sitzung die Methode *Brainstorming* geübt wird. Alle Gruppenmitglieder werden gebeten das Kapitel zur Methode *Brainstorming* bis zur nächsten Sitzung zu lesen und zu überlegen, ob sie sich mit einem geeigneten Fall für die Methode *Brainstorming* beteiligen können.		

Verlauf

Anfangsblitzlicht (10 Minuten)

Zu Beginn der Sitzung sind alle Gruppenmitglieder angehalten kurz zu beschreiben, wie es ihnen gerade geht. Sie können schildern, ob die letzte Sitzung für sie noch einen Nachklang hatte, und ihre Anliegen benennen. Das können beispielsweise auch Fragen zum Textverständnis sein, wenn diese als Vorbereitung auf die Sitzung schon gelesen wurden. Solche Fragen leiten dann zur nächsten Phase dieser Sitzung über.

Grundhaltungen eines Beraters (5 Minuten)

Die Grundlage aller folgenden Kollegialen Beratungstätigkeit in diesem Anleitungsprogramm sind Grundhaltungen, die sich als kommunikationsförderlich erwiesen haben. Es ist sinnvoll die Texte (Arbeitspapiere 5/1 bis 5/4) *Menschenbild, Grundhaltungen* und *Verständnisvolles Zuhören* bereits vor der Sitzung an die Gruppenmitglieder auszuhändigen, verbunden mit dem Auftrag, sie intensiv zu lesen. Der Vorteil dieses Vorgehens besteht darin, dass zu Beginn der Sitzung nur noch offene Fragen geklärt werden müssen und deutlich mehr Zeit zum Üben der Kommunikationsfertigkeiten übrig bleibt. Daher sind für diesen Teil nur fünf Minuten eingeplant. Wichtig ist, dass jedes Gruppenmitglied sich mit den Grundhaltungen vertraut macht und zwischen den Fallerzählungen darauf zurückgreifen kann.

Alternativ können die Texte zu den *Grundhaltungen* und *Verständnisvolles Zuhören* zu Beginn der Sitzung gemeinsam gelesen und besprochen werden. Dieses Vorgehen reduziert jedoch die Zeit zum Üben.

Ergänzende Übung (5–10 Minuten)

Die Bedeutungszumessung nonverbaler Signale ist für empathisches Einfühlen von großer Wichtigkeit. Wenn die Gruppenmitglieder noch nicht gelernt haben, wie nonverbale Signale analysiert und eingeordnet werden können, kann die Übung (Anlage 5/1) hilfreich sein.

Verständnisvolles Zuhören (5 Minuten)

Brinkmann[51] geht davon aus, dass Menschen 100 bis 200 Worte in der Minute sprechen, wir aber doppelt so viel aufnehmen können. Als Zuhörende verwenden wir oft die ungenutzte Zeit beispielsweise dafür, mit den Gedanken abzuschweifen oder schon Antworten vorzubereiten. Da die anderen am Gespräch Beteiligten nicht mehr unsere ungeteilte Aufmerksamkeit haben, besteht die Gefahr, dass uns der eigentliche Sinn des Gesagten verloren geht.

Beim verständnisvollen, aktiven Zuhören geht es darum, dass dem Zuhörer der eigentliche Sinn des Gesagten nicht verloren geht. Damit dies geschehen kann, ist ein spezielles Kommunikationsverhalten notwendig, dass wir im Alltag nicht oder nur zufällig anwenden. Am Anfang ist es für „Ungeübte" besonders schwierig, die eigene Person im Hintergrund zu halten und sich auf das Problem oder den Fall der ratsuchenden Person zu konzentrieren.

An einem Fallbeispiel demonstrieren (10 Minuten)

Um deutlich zu machen, wie sich die Kommunikationsfertigkeiten in einem Gespräch auswirken, ist eine beispielhafte Demonstration nützlich. Dafür kann das Beispiel auf dem Arbeitspapier (5/4) genutzt werden oder auch eine reale Fallerzählung eines Gruppenmitgliedes.

Hilfreiches Fragen (5 Minuten)

Ein Gespräch, in dem eine Person um Rat bittet, ist ohne erfragte Hintergrundinformationen nicht denkbar. Für viele Menschen ist das Stellen von Fragen auch eine Form des Interessezeigens. Damit diese Fragen aber nicht nur den Wissensdrang der beratenden Personen befrie-

---

51 2002, S. 32

digen (oder gar die ratsuchende Person besserwisserisch zurechtweisen), ist es angebracht, bevor die Gruppenmitglieder an den Fallschilderungen ihrer Kollegen üben, zu erörtern, wie Fragen im Sinne der *Kollegialen Beratung* hilfreich gestellt werden können.

Fragen sind oft dann hilfreich, wenn ihre Beantwortung eine Mischung aus bereits Bekanntem und Neuem, noch nicht Gedachtem beinhaltet. Dabei handelt es sich oft um Fragen, die sich sowohl auf die Konstruktion des Problems beziehen, als auch auf die Ressourcen der ratsuchenden Person. Vorschläge für solche Fragen sind auf den Arbeitspapieren 5/5 zu finden.

Ob in dieser Sitzung erste Erfahrungen gesammelt werden, wie Fragen hilfreich gestellt werden, oder ob das auf eine spätere vertagt wird, hängt davon ab, wie intensiv die Übungen mit der Gruppe durchgeführt werden können, ohne die Gruppenmitglieder zu überfordern. Eine gute Lösung ist es auch, wenn die Einführung in das *hilfreiche Fragen* erst in der nächsten Sitzung, in der die Methode *Brainstorming* ausprobiert und verwendet wird, erfolgt.

Einüben der Kommunikationsfertigkeiten (30 bis 40 Minuten)

Nachdem die theoretischen Überlegungen abgeschlossen sind, sollen die Gruppenmitglieder anhand mehrerer Fallerzählungen und den sich daraus entwickelnden Gesprächen üben, eine freundliche und kommunikationsförderliche Atmosphäre herzustellen. Das heißt, sie sollen versuchen während einer Fallerzählung die Grundhaltungen *Wertschätzung, Empathie* und *Kongruenz* einzunehmen, verständnisvoll zuzuhören und Fragen so zu stellen, dass sich die ratsuchende Person in der Lösungsfindung unterstützt fühlt. Damit die Gesprächssequenzen nicht endlos und die Gruppenmitglieder nicht überfordert werden, kann die Zeit für eine Gesprächssequenz von vornherein auf 10 Minuten begrenzt werden.

In der ersten Übungsphase erzählt die ratsuchende Person ihren Fall, ein Gruppenmitglied übernimmt die Rolle der beratenden Person, und die restlichen Gruppenmitglieder beteiligen sich als Beobachtende. Die beratende Person nimmt die entsprechenden Grundhaltungen ein, hört verständnisvoll zu und stellt hilfreiche Fragen. Die beobachtenden Personen achten darauf, in wieweit die Kommunikationsfertigkeiten von der beratenden Person umgesetzt werden und wie sich die Interaktion zwischen den beiden Gesprächspartnern entwickelt.

Alternativ zur Übung in der Gesamtgruppe kann die Aufgabe in Dreier-Gruppen durchgeführt werden. Jede der drei Personen übernimmt dabei eine Rolle: *ratsuchende Person, beratende Person* und *beobachtende Person* jeweils mit den entsprechenden Aufgabenstellungen, wie sie oben schon beschrieben sind. Bei diesem Vorgehen müssen die Gruppenmitglieder selbst viel Verantwortung für ihren Lernfortschritt übernehmen, da die anleitende Person nicht in allen Gruppen gleichzeitig präsent sein kann.

Die Auswertung der Gespräche erfolgt in beiden Fällen gleich (Arbeitspapier 5/6): Zuerst schildert die ratsuchende Person, wie sie sich während des Gesprächs gefühlt hat. Als zweites berichtet die beratende Person über ihre Empfindungen und darüber, welche Schwierigkeiten sie bei der Verwirklichung der Kommunikationsfertigkeiten bemerkt hat. Im Anschluss daran erläutern die beobachtenden Personen vorrangig die Phasen im Gespräch, in denen sie die Grundhaltungen und das verständnisvolle Zuhören gut beobachten konnten. Zum Schluss kann die anleitende Person die Beobachtungen der Gruppenmitglieder ergänzend kommentieren.

Nachdem eine Übungsphase beendet ist, beginnt die nächste mit einer neuen Fallschilderung. Mit jeder neuen Übungsphase findet auch ein Rollenwechsel statt, z. B. wird die beratende Person zur beobachtenden und die beobachtende zur ratsuchenden Person usw.

Abschlussblitzlicht (10 Minuten)

Jedes Gruppenmitglied gibt am Ende ein kurzes Feedback über den Inhalt und Verlauf der Sitzung. Diese Aussagen werden in der Regel nicht kommentiert, sie sind als reine Informationsweitergabe gedacht. Eine vertiefende Diskussion ist nicht geplant, sie würde den zeitlichen Rahmen der Sitzung sprengen. Wird eine solche Diskussion von den Gruppenmitgliedern gewünscht, kann sie zu Beginn der nächsten Sitzung eingeplant werden.

Abschluss der Sitzung (5 Minuten)

Nachdem alle Gruppenmitglieder ein Statement zu der Sitzung abgegeben haben, besteht jetzt noch einmal die Möglichkeit, offene Fragen zu klären. Wenn dies abgeschlossen ist, werden die Gruppenmitglieder darüber informiert, dass in der nächsten Sitzung die Methode *Brainstorming* geübt wird. Um sich auf die nächste Sitzung vorzubereiten, werden die Gruppenmitglieder gebeten das Kapitel zur Methode *Brainstorming* bis zur nächsten Sitzung zu lesen und zu überlegen, ob sie sich mit einem geeigneten Fall für die Methode *Brainstorming* beteiligen können.

Anlage 5/1: Übung zur Einordnung nonverbaler Signale

Übung zur Einordnung nonverbaler Signale

Zwei Gruppenmitglieder werden ausgewählt und bekommen zwei vollkommen unterschiedliche Arbeitsaufträge: Person A soll wütend bis 20 (oder 30) zählen, Person B soll ebenfalls bis 20 (oder 30) zählen, dabei aber resigniertes Verhalten zeigen. Die übrigen Gruppenmitglieder sollen auf Unterschiede der nonverbalen Signale wie Körperhaltung, Gestik, Mimik, Stimmlage und Lautstärke der Stimme achten.

Diese Übung kann bei Bedarf auch häufiger durchgeführt werden. Alternative Aufträge können sein:

- *Person A ist/zeigt sich interessiert, Person B gelangweilt.*
- *Person A ist/zeigt sich völlig hilflos, Person B hoffnungsvoll.*
- *Person A ist vergnügt, Person B ist sauer.*
- *Person A übt Kontrolle über Person B aus.*
- *Person A zeigt Sympathie für Person B, und umgekehrt.*
- *Person A ist unausgeschlafen, Person B hellwach.*

Arbeitspapier 5/1: Menschenbild

Das Menschenbild

Die Menschenbilder, die unserem Denken und Handeln zugrunde liegen, bestimmen unser Tun. Diesem Anleitungs- und Trainingsprogramm liegt ein Menschenbild zugrunde, das von der Annahme geprägt ist, dass Menschen eigensinnig und autonom sind. Der Begriff *„Eigensinn"* ist in diesem Zusammenhang so zu verstehen, dass Menschen selbst Sinn herstellen „über das, was sie erleben und was sie tun. Sie bewerten es selbst, sie bestimmen selbst, was sie für gut und richtig halten, und was sie sinnvoll finden – und was nicht."[52] Das heißt, sie machen sich ihre eigenen Gedanken über das, was sie erleben und stellen ihren eigenen Zusammenhang her. Autonomie bedeutet, dass Menschen selbst darüber entscheiden können, was sie wollen und was richtig für sie ist. Das geschieht auf der Grundlage der ihnen zur Verfügung stehenden Handlungs- und Vorstellungsmöglichkeiten.

Wenn wir von diesem Menschenbild ausgehen, gestehen wir Menschen zu, dass sie ihre eigenen Entscheidungen treffen, unabhängig davon, ob wir diese Entscheidungen gutheißen können. Die Basis für unsere weitere Arbeit heißt entsprechend: Nicht die Menschen sind fehlerhaft und unvollkommen, „sondern die Perspektiven, Auswahlmöglichkeiten und Handlungsoptionen, die ihnen zur Verfügung stehen."[53]

52 Herwig-Lempp 2004, S. 44
53 Herwig-Lempp 2004, S. 46

Arbeitspapier 5/2: Grundhaltungen

Grundhaltungen des Beraters

Um *Kollegiale Beratung* effektiv durchführen zu können, sind bestimmte Gesprächsgrundhaltungen notwendig. Dabei haben sich drei Grundhaltungen, die Karl Roger in seiner Theorie der klienten- oder personenzentrierten Gesprächsführung (1973) postuliert, als besonders geeignet erwiesen: *Wertschätzung* des Gesprächspartners, *Echtheit* in der Beziehung zum Gesprächspartner und *empathisches Verstehen*.

Wertschätzung, Akzeptanz

Wertschätzung und Akzeptanz beschreiben eine Grundhaltung in Gesprächen, die signalisiert, dass die andere Person als einmalig und geschätzt anerkannt wird. Das gilt insbesondere für Gespräche, in denen Personen um Hilfe bitten. Abwertung und Geringschätzung des Gegenübers wirken sich destruktiv aus und sollten aus diesem Grund in der *Kollegialen Beratung* nicht vorkommen. Es geht vielmehr darum, ein freundliches und unterstützendes Klima zu schaffen, in dem alle Gefühle, Äußerungen und Aktivitäten akzeptiert werden. Dabei bedeutet Akzeptanz nicht gleich Zustimmung, sondern die grundsätzliche Bereitschaft anzuhören, was die ratsuchende Person mitteilen will, und davon auszugehen, dass ihr Verhalten dadurch verständlich wird[54].

Die ratsuchende Person erfährt, durch die ihr entgegengebrachte Wertschätzung, Unterstützung durch die anderen Gruppenmitglieder und fühlt sich ernst genommen. Die beratenden Gruppenmitglieder wiederum erfahren Wertschätzung dadurch, dass ihre Meinung, ihre Erfahrungen und ihre Ratschläge gefragt sind.

---

54 vgl. v. Schlippe 1995, S. 80

Arbeitspapier 5/2: Grundhaltungen

Beispiel:

Ratsuchende Person: *„Mein nächster Einsatz wird auf einer chirurgischen Station sein, wo viele Patienten zu versorgen sind, die einen künstlichen Darmausgang haben. Bei der Vorstellung, dass ich einen Stomabeutel wechseln soll, ekelt es mich. Besonders diese Gerüche stelle ich mir ekelig vor."*

Beratende Person: *„Ich finde das gut, dass du das ansprichst. Deine Sorge kann ich gut verstehen."*

Kongruenz, Echtheit

Mit dem Begriff Kongruenz ist der Einklang der eigenen Gefühle gemeint, dass man sich selbst dieser Gefühle bewusst ist, und die daraus resultierende Kommunikation. Kongruentes Verhalten bedeutet, dass die Worte mit Stimmausdruck, Mimik und Gestik übereinstimmen. *„Je kongruenter der Sender kommuniziert desto klarer und eindeutiger ist die Nachricht für den Empfänger."*[55] Kongruente Personen sind für die ratsuchende Person demnach ausgesprochen wichtig, da sie so weiß, woran sie mit der jeweiligen beratenden Person ist. Entsprechend kann sie ihr gegenüber offen sein und ihr Vertrauen entgegenbringen.

Unter Echtheit wird, im Zusammenhang mit Verhalten in einer Beratung, das Bestreben verstanden, der ratsuchenden Person ehrlich und offen zu begegnen. Damit ist natürlich nicht absolute und uneingeschränkte Offenheit gemeint, es sollen sich in der Äußerung einer kollegial beratenden Person eher ihre persönliche Meinung und Gefühle wiederfinden. Echtheit soll konstruktiv und hilfreich sein, ohne Arglist und ohne die ratsuchende Person herabzusetzen.

---

55 Schulz v. Thun 1989, S. 117

Arbeitspapier 5/2: Grundhaltungen

Beispiel:

Beratende Person: *„Ich bin der Meinung, dass man in diesem Beruf auf Dauer nur bestehen kann, wenn man gelernt hat, mit den eigenen Ekelgefühlen umzugehen. Mir ist es anfangs ähnlich gegangen, aber jetzt ist es nicht mehr so schlimm. Darum glaube ich, wir werden gemeinsam eine Lösung für dich finden."*

Empathisches Verstehen

Empathie ist die Fähigkeit, sich in andere Menschen hinein zu fühlen und die Welt vorübergehend aus deren Sicht zu sehen, ohne sie zu bewerten. Die beratende Person versucht also den Gefühlszustand der ratsuchenden Person zu übernehmen, und so deren Sichtweise nachzuvollziehen. Je besser das gelingt, umso eher gelingt es auch, ihre Gemütsbewegungen und Reaktionen zu verstehen.

Beispiel:

Beratende Person: *„Ich habe den Eindruck, dass dich das sehr stark belastest und du daran zweifelst, ob du je mit deinem Ekel umgehen lernst."*

Arbeitspapier 5/3: Verständnisvolles Zuhören

Verständnisvolles Zuhören

Brinkmann[56] geht davon aus, dass Menschen 100 bis 200 Worte in der Minute sprechen, wir aber doppelt so viel aufnehmen können. Als Zuhörende nutzen wir oft die ungenutzte Zeit beispielsweise dafür, mit den Gedanken abzuschweifen oder schon Antworten vorzubereiten. Da unser Gesprächsgegenüber nicht mehr unsere ungeteilte Aufmerksamkeit hat, besteht die Gefahr, dass uns der eigentliche Sinn des Gesagten verloren geht.

Beim verständnisvollen, aktiven Zuhören geht es darum, dass uns genau das nicht passiert. Um dieses Vorhaben in die Tat umzusetzen, ist es erforderlich, die eigene Person im Hintergrund zu halten und sich möglichst ganz auf das Problem oder den Fall der ratsuchenden Person zu konzentrieren. Das ist besonders am Anfang schwierig, lässt sich erfahrungsgemäß aber durch wiederholtes Üben erlernen. Und noch ein Hinweis: Das verständnisvolle Zuhören ist eine Kommunikationsfertigkeit, die über die *Kollegiale Beratung* hinausgehend vielseitig einsetzbar ist.

Im Folgenden werden die drei Gesprächstechniken vorgestellt, die die Basis zum verständnisvollen Zuhören sind.

Interesse zeigen

Sie kennen das sicher aus Ihrer bisherigen Lebenserfahrung: Anhand von nonverbalen Signalen (Körperhaltung, Gestik, Mimik, Blickkontakt usw.) stellen Sie während eines Gespräches fest, ob ihr Gesprächsgegenüber Interesse an dem von Ihnen Gesagtem hat oder nicht. Nur wenn das Interesse echt vorhanden ist, erzählen Sie weiter.

56 2002, S. 32

In der *Kollegialen Beratung*, wie auch in allen anderen Beratungssituationen, ist es wichtig, dass wir das Gesprächsklima förderlich gestalten. Signale, die Ihre Bereitschaft zuzuhören ausdrücken, sind besonders der ständige Blickkontakt, Kopfnicken und bestätigende Äußerungen wie «Hm», «Ja», «Aha» usw. Diese Signale vermitteln Ihrem Gesprächsgegenüber Ihr Interesse an dem, was es mitzuteilen hat und schaffen so eine vertrauensvolle Atmosphäre.

Paraphrasieren

Das wesentliche Merkmal des verständnisvollen Zuhörens liegt darin, dass die zuhörende Person der ratsuchenden Person die inhaltlichen Anteile des Gesprächs fortwährend zurückmeldet. Das soll nicht in Form von „nachplappern" eines Satzes stattfinden, und es muss auch nicht jedes Detail wiedergegeben werden. Vielmehr ist es Aufgabe der beratenden Person herauszufinden, was für Ihr Gesprächsgegenüber bedeutsame und wichtige Inhalte sind, und diese mit eigenen Worten sinngemäß wiederzugeben. Damit der Gesprächsfluss nicht ins Stocken gerät, ist es sinnvoll abzuwarten, bis eine Pause entsteht. Wird die ratsuchende Person in ihrer Schilderung unterbrochen, wirkt sich das kommunikationshemmend aus.

Nachdem eine Gesprächssequenz paraphrasiert wurde, kann durch Kontrollfragen wie etwa „Habe ich das richtig verstanden?", „Bei mir ist angekommen, dass ..." überprüft werden, ob Sie richtig verstanden haben. Das Nachfragen hat zudem den Effekt, dass die ratsuchende Person bemerkt, dass Sie aktiv und interessiert dem Gespräch folgen und um Verständnis bemüht sind. Zudem erhält die ratsuchende Person die Gelegenheit, ihre Gedanken und Gefühle noch deutlicher wahrzunehmen[57].

57 vgl. Schwäbisch, Siems 1998, Schlee 2004, Rotering-Steinberg 2005

Reflektieren

Die Voraussetzung für das sogenannte Reflektieren ist das *empathische Verstehen* (s. Arbeitspapier 5/2: Grundhaltungen). Denn als zuhörende Person spiegelt man bei dieser Technik der ratsuchenden Person zurück, welche Befindlichkeit man an ihr wahrnimmt oder bei ihr vermutet. Mit anderen Worten: Man sagt der ratsuchenden Person ihre Empfindungen auf den Kopf zu[58]. Das gelingt umso besser, je mehr man sich in die andere Person hinein fühlen kann.

58 vgl. Schlee 2004, S. 140ff.

Arbeitspapier 5/4: Fallbeispiel

Beispiel für einen Gesprächsverlauf

Dieser beispielhafte Gesprächsverlauf soll Ihnen zeigen, wie sich ein Gespräch auf der Basis der Beratergrundhaltungen und des verständnisvollen Zuhörens gestaltet.

Ratsuchende Person: *„Mein nächster Einsatz wird auf einer chirurgischen Station sein, wo viele Patienten zu versorgen sind, die einen künstlichen Darmausgang haben. Bei der Vorstellung, dass ich einen Stomabeutel wechseln soll, ekelt es mich. Ich hab das bisher noch nicht selbst gemacht, aber schon mal zugesehen. Die Schwester, die damals die Stomaversorgung gemacht hat, hat das ganz routiniert gemacht und noch nicht einmal mit der Wimper gezuckt, als während der Reinigung des Stomas auch noch mehr Stuhl aus der Stomaöffnung kam. Für die war das ganz normal. Sie hat dann noch nebenbei dem Patienten erklärt, wie er in Zukunft die Stomaversorgung selbstständig machen kann und worauf er dabei achten muss. Und ich konnte nur denken: Gleich blubbert es wieder, und es kommt noch mehr Stuhl; was ist, wenn sie davon was abbekommt. Und dann dieser Geruch ...“*

Beratende Person: *„Das Erlebnis, dieser Stomaversorgung war für dich so ekelig, dass du jetzt große Sorge hast, dass du selbst nie so routiniert damit umgehen kannst, wie die Schwester.* (Paraphrasieren) *Ich finde gut, dass du das ansprichst, und ich kann deine Sorge gut verstehen.* (Wertschätzung) *Mein Eindruck ist, dass dich dass sehr stark belastest und du daran zweifelst, ob du je mit deinem Ekel umgehen lernst.* (Empathisches Verstehen wird reflektiert)“

Ratsuchende Person: *„Ja, genau! Und dann stell dir mal vor, du stehst beim Patienten und verziehst angewidert das Gesicht beim Beutelwechsel. Das geht doch nicht!"*

Beratende Person: *„Ich bin auch der Meinung, dass man in diesem Beruf auf Dauer nur bestehen kann, wenn man gelernt hat, mit den eigenen Ekelgefühlen umzugehen. Mir ist es anfangs ähnlich gegangen, aber jetzt ist es nicht mehr so schlimm. Darum glaube ich, wir werden gemeinsam einen Weg für dich finden.* (Kongruenz, Echtheit)"

Arbeitspapier 5/5: Hilfreiches Fragen

Hilfreiches Fragen

Die ratsuchende Person hat oft schon lange und intensiv über ihr Problem nachgedacht, bevor sie es in eine Kollegiale Beratungssitzung einbringt. Die Aufgabe der beratenden Personen besteht darin, die ratsuchende Person aus der festgefahrenen Situation herauszuführen und gemeinsam eine neue Perspektive zu entwickeln. Um ein Gespräch voranzubringen, ist es oft notwendig, neben dem verständnisvollen Zuhören, auch Fragen zu stellen. Das sollen keine „besserwisserischen" Fragen sein, sondern – nach Möglichkeit – Fragen, die sich die ratsuchende Person so noch nicht gestellt hat. In der Regel sind das Fragen, die sich sowohl darauf beziehen, wie sich das Problem aus der Sicht der ratsuchenden Person zusammensetzt, als auch nach den Ressourcen der ratsuchenden Person. Im Folgenden sind einige dieser hilfreichen Fragen aufgeführt.

Die Fragen in Bezug auf die **Wahrnehmung** der ratsuchenden Person beziehen sich auf alle fünf Sinne (Sehen, Hören, Riechen, Schmecken und Tasten).

- *Was siehst, hörst, riechst du?*
- *Wie läuft das genau ab?*

Die **Gefühle**, die bei der ratsuchenden Person in Zusammenhang mit dem Problem auftreten, werden beispielsweise folgendermaßen erfragt:

- *Wie fühlst du dich in dieser Situation?*
- *Welche Gefühle lösen welche Handlungen aus?*

Um zu erfahren, in welchem Ausmaß das Problem **Bedeutung** für die ratsuchende Person hat, kann in zwei Richtungen gefragt werden:

1. Fragen, die sich auf die eigene Person oder die Rolle beziehen:
   - *Wenn du dich so fühlst, was denkst du dann über dich?*
2. Fragen, die die Erklärung des Problems zum Inhalt haben:
   - *Wie erklärst du dir das?*
   - *Wie deutest du das?*

Fragen, die sich auf **Handlungen** beziehen, lassen sich ebenfalls in zwei Richtungen stellen.

1. Konkretes Verhalten in der problematischen Situation:
   - *Wie verhältst du dich gegenüber dem Patienten?*
   - *Wie verhältst du dich deinen Kollegen gegenüber?*
2. Fragen nach bisherigen Lösungsversuchen:
   - *Was hast du schon ausprobiert, um dein Problem zu lösen?*

Weitere zielführende Fragen

Frage nach dem erwünschten Zielzustand:

- *Stell dir mal vor, unsere Beratung ist erfolgreich. Woran würdest du das merken? Woran würde es deine Familie merken?*
- *Woran merkst du, dass du das Ziel fast erreicht hast?*

Frage nach Ausnahmen:

- *Unter welchen Bedingungen empfindest du das Problem nicht oder weniger?*
- *Wann empfindest du das Problem weniger oder gar nicht?*
- *Was machst du anders, wenn du das Problem weniger empfindest?*

Arbeitspapier 5/5: Hilfreiches Fragen

Skalierungsfragen:

- Wenn du auf einer Skala von 1–10 dein Problem einschätzen solltest, wo befindest du dich dann jetzt? Auf der Skala ist 1 der beste Zustand und 10 der schlechteste.
- Wie viel Prozent deiner Gesamtenergie brauchst du für dieses Problem?

Frage nach Ressourcen:

- *Angenommen, du schaffst es (ausgehend von dem Wert 10) auf unserer Skala den Wert 4 zu erreichen, wie hast du das gemacht?*
- *Welche persönlichen Fähigkeiten und Stärken hast du mobilisiert?*
- Welche Fähigkeiten hast du, die dir in deiner Situation nützlich sind?

Frage nach Maßnahme:

Was wäre dein erster Schritt?
Was willst du als Erstes ausprobieren?
Was könntest du als Nächstes unternehmen?

Verschlimmerungsfragen:

- *Wenn du es darauf anlegen würdest, das Problem zu verschlimmern, wie würdest du das bewerkstelligen?*
- Angenommen, du wolltest die Situation noch schlimmer machen, wie könntest du das am schnellsten schaffen?

Zukunftsfragen:

- *Was könnte passieren, wenn das Problem in zwei Monaten immer noch unverändert besteht?*
- *Wie sieht es genau aus, wenn dein Problem gelöst ist?*

Arbeitspapier 5/6

Die Auswertung der Gespräche erfolgt nach folgendem Schema

Die ratsuchende Person schildert, wie sie sich während des Gesprächs gefühlt hat.

Die beratende Person berichtet über ihre Empfindungen und welche Schwierigkeiten sie bei der Umsetzung von

- ***Grundhaltungen einnehmen,***
- ***verständnisvollem und aktivem Zuhören***

bemerkt hat.

Die beobachtenden Personen kommentieren vorrangig die Phasen im Gespräch, in denen sie die Grundhaltungen und das verständnisvolle Zuhören gut beobachten konnten.

2.4.5 *Sitzung 6: Beratung mittels der Methode* Brainstorming *(90 Minuten)*

In dieser Sitzung wird die erste Beratungsmethode gelernt. Der Begriff *Brainstorming* (engl.) kann als „Geistesblitz" oder auch „verrückter Einfall" übersetzt werden.

Ziele und Intentionen

Die Methode *Brainstorming* eignet sich für die Teilnehmenden gut, um den allgemeinen Phasenverlauf einzuüben und erste Erfahrungen als Beratende zu sammeln.

Das klassische *Brainstorming* wird in Gruppen zur kreativen Ideenfindung für alle erdenklichen Fragestellungen eingesetzt. Unter diesem Gesichtspunkt ist die Methode aus Unterrichtsgeschehen oder in anderen Zusammenhängen bereits bekannt. Diese Vorkenntnisse reduzieren die Scheu vor der Anwendung der Beratungsmethode.

Anhand dieser Sitzung soll exemplarisch gezeigt werden, wie die unterschiedlichen Methoden in den grundsätzlichen Phasenverlauf einer Beratungssitzung eingefügt werden sollen. Wie bereits unter dem Punkt „Zum Ablauf einer *Kollegialen Beratung* – Phasenverlauf" erläutert, wird in dieser und allen folgenden Trainingssitzungen auf zeitliche Vorgaben verzichtet. Damit die Gruppenmitglieder nachvollziehen können, in welcher Phase die Beratung jeweils stattfindet, bekommen alle den Leitfaden zu Beginn der Sitzung ausgehändigt. Der vorliegende strukturierte Leitfaden macht die Anwendung auch für Ungeübte einfach durchführbar, sodass die Gruppenmitglieder Zutrauen in ihre eigenen Fähigkeiten fassen können.[59]

---

59 vgl. Tietze 2003, S. 62; Rotering-Steinberg, 2005 S. 18; Thiel, 2000, S. 188; Ehinger, Hennig 1997, S. 37

Planung für die Methode Brainstorming

Phase		**Zum Vorgehen**
1	Auswahl der moderierenden Person	Die anleitende Person übernimmt die Aufgaben der Moderation.
2	Blitzlicht	Alle Gruppenmitglieder beschreiben kurz, wie es ihnen gerade geht, und benennen ihre Anliegen. Falls Brainstorming nicht die erste zu übende Methode ist, können Rückfragen an die ratsuchende Person der letzten Sitzung hinsichtlich des Erfolgs bei der Umsetzung der Lösung gestellt werden.
3	Rollenverteilung	Die Rollen *ratsuchende Person, beratende Personen* und *protokollierende Person* werden besetzt. Wenn sich kein geeigneter Fall aus der Gruppe ergibt, kann das Fallbeispiel im Text als Basis genutzt werden. Auch wenn bereits allen Gruppenmitgliedern der Fall bekannt ist, werden trotzdem die Rollen besetzt und als Rollenspiel durchgeführt und ausgewertet. Das Fallbeispiel ausschließlich zu besprechen hat einen deutlich geringeren Lerneffekt.
4	Fallschilderung/ Problembeschreibung	Die ratsuchende Person schildert die Situation (oder den Fall), für die sie eine Lösung sucht.
5	Nachfragen/ Interviewphase	Nachfragen der Gruppenmitglieder hinsichtlich der Fakten, die noch zum Verständnis fehlen.
6	Schlüsselfrage	Die ratsuchende Person sagt, welche Erwartungen sie an die Gruppe hat, welche Fragen geklärt werden sollen.
7	Methodenwahl	Für die heutige Sitzung soll die Methode *Brainstorming* geübt werden.
8	Beratung	Die Beratung erfolgt im Stil der Methode *Brainstorming.*

9	Entscheidung	Die ratsuchende Person zieht Bilanz und entscheidet sich für einen Weg.
10	Austausch	Gruppenmitglieder, die bereits ähnliche Erfahrungen gemacht haben, haben nun Gelegenheit, diese zu schildern.
11	Abschlussblitzlicht	Feedback aller Gruppenmitglieder hinsichtlich Inhalt und Vorgang der Beratung.
	Abschluss der Sitzung	Noch offene methodische Fragen werden nach Abschluss der Beratung geklärt. Die Gruppenmitglieder werden darüber informiert, dass in der nächsten Sitzung die Methode *Rollenspiel* geübt wird. Alle Gruppenmitglieder werden gebeten das Kapitel zur Methode *Rollenspiel* zu lesen und bis zur nächsten Sitzung zu überlegen, ob sie sich mit einem geeigneten Fall für die Methode *Rollenspiel* beteiligen können.

Durchführung des Phasenverlaufs einer Beratungssitzung am Beispiel der Methode Brainstorming

1. Phase: Auswahl der moderierenden Person

Die Gruppe entscheidet, welches Gruppenmitglied diese Sitzung moderiert und die Gruppe durch den Ablauf der Sitzung leitet. Während der Trainingsphase ist es sinnvoll, dass diese Rolle konsequent von der anleitenden Person übernommen wird. Selbst wenn sich die Gruppenmitglieder im Vorfeld theoretisch mit dem Ablauf und der Methoden der Sitzung beschäftigt haben, sind sie damit überfordert, gleichzeitig die Gruppe zu lenken und eine neue Methode anzuleiten.

2. Phase: Blitzlicht

In dem Anfangsblitzlicht berichten alle Gruppenmitglieder kurz, wie ihr aktuelles Befinden ist und ob sie ein Anliegen haben, das in dieser Sitzung zum Inhalt werden soll. So zeigt sich während des Blitzlichtes, welches Gruppenmitglied einen Fall oder ein Problem klären möchte.

Nachdem das Blitzlicht aller Gruppenmitglieder geendet hat, wird die ratsuchende Person der letzten Sitzung gefragt, welchen Effekt die Sitzung für sie im Nachhinein hatte.

Bestehen Fragen zur Methode, sollten diese grundsätzlich zu diesem Zeitpunkt geklärt werden. Die Klärung offener Fragen während der eigentlichen Beratung muss unterbleiben, da ansonsten der Beratungsprozess unterbrochen und nur schwer wieder aufgenommen werden kann. Die Frustration bei einem realen Fall ist für die ratsuchende Person enorm. Ergeben sich während der Beratungsarbeit Fragen, dann sollten diese erst zum Schluss der Trainingssitzung gestellt werden, wenn die Beratung abgeschlossen ist.

3. Phase: Rollenverteilung

Die Rollen *ratsuchende Person, beratende Personen* und *protokollierende Person* werden besetzt. Da beim *Brainstorming* viele Ideen produziert werden, sollte gleich nach der Entscheidung für diese Methode eine Person benannt werden, die die Ideensammlung für alle sichtbar an einer Tafel oder einem Flipchart mitschreibt.

4. Phase: Fallschilderung/Problembeschreibung

Die ratsuchende Person schildert zunächst ihren Fall mit allen daran beteiligten Personen. Da es sich oft um eine Spontanerzählung handelt, soll die ratsuchende Person nicht unterbrochen werden. Während der Fallschilderung besteht die Aufgabe der beratenden Gruppenmitglieder darin, verständnisvoll und aktiv zuhören.

5. Phase Nachfragen/Interviewphase

- **Nachfragen**
  Erst wenn die Erzählung beendet ist, erhalten die beratenden Personen die Möglichkeit nachzufragen. Dabei handelt es sich in der Regel um Fragen nach Fakten, die die Situation für die Berater klären sollen.

Nicht immer wird das eigentliche Problem durch die Schilderung in Phase 1 deutlich. Kann die ratsuchende Person noch keinen konkreten Auftrag an die Beratungsgruppe formulieren, ist das „hilfreiche Fragen“ an dieser Stelle von Nutzen. Es ermöglicht, die Denkweise und Einstellung der ratsuchenden Person zu dem Problem zu explorieren. Daraus ergibt sich für gewöhnlich eine Veränderung der Perspektive und die Fragestellung wird klarer. Sie wird dann in der anschließenden Phase 6 konkret formuliert.

- **Fragen nach bereits versuchten Lösungen**
  Wichtig ist zu diesem Zeitpunkt auf jeden Fall danach zu fragen, welche eigenen Lösungsversuche die ratsuchende Person schon unternommen hat, und welche Ergebnisse diese zur Folge hatten.

6. Phase: Schlüsselfrage

Die ratsuchende Person sagt, welche Erwartungen sie an die Gruppe hat, welche Fragen geklärt werden sollen.

7. Phase: Methodenwahl

Während der Trainingsphase steht fest, in welcher Sitzung welche Methode gelernt werden soll. In dieser Sitzung wird die Methode *Brainstorming* geübt.

8. Phase: Durchführung der Beratung mittels der Methode *Brainstorming*

Würde man die Methode *Brainstorming* durchführen, ohne sie in dieses Schema einzupassen, wären die vorangegangenen und nachfolgenden Phasen zumindest ähnlich durchgeführt worden. Daher werden an dieser Stelle nur noch die methodischen Besonderheiten *Problemanalyse* und *Sammlung von Ratschlägen* ergänzend dargelegt.

- **Problemanalyse**
  Alle beratenden Personen sind aufgefordert, ihre Assoziationen und Bilder zu dem, was sie gerade erfahren haben, in Form eines Brainstormings zu äußern. Auch Hypothesen über mögliche Zusammenhänge sind an dieser Stelle explizit erbeten.
  Beim *Brainstorming* sind grundsätzlich möglichst viele Ideen erwünscht, egal wie verrückt sie erst einmal klingen. Die Basis dieser Methode ist die Annahme, dass aus Quantität (möglichst viele Ideen zu sammeln) Qualität hervorgeht. Dabei kann es auch fruchtbar sein, die Ideen von anderen weiterzuentwickeln oder zu ergänzen.
  Jede Äußerung wird auf einem Flipchart für alle sichtbar notiert, ohne dass sie bereits kommentiert wird. Beim *Brainstorming* kommt es auf die Fülle von Ideen an, daher sind Killerphrasen wie „Geht nicht" oder kritische nonverbale Signale (z. B. Kopfschütteln, Stirn krausziehen) an dieser Stelle unzweckmäßig und könnten sich auf das Äußern von Ideen bei den anderen Gruppenmitgliedern hinderlich auswirken.
  Wenn alle Assoziationen gesammelt und notiert sind, wird die ratsuchende Person aufgefordert die Assoziationen zu kennzeichnen, die für sie und ihre Einschätzung der Situation zutreffend sind.

- **Sammlung von Lösungsvorschlägen**
  Für die ausgewählten Assoziationen werden wieder in Brainstorming-Manier Lösungsvorschläge gesammelt, die ebenfalls für alle visualisiert und noch nicht kommentiert werden.

9. Phase: Entscheidung

Die ratsuchende Person entscheidet sich spontan für die Handlungsmöglichkeiten aus der Fülle der Ratschläge, die sie ausprobieren möchte. Ist der ratsuchenden Person nicht ganz klar, was mit einem

Begriff oder Inhalt gemeint ist, lässt sie sich das von der Idee gebenden Person erklären.

Hilfreich für alle Gruppenmitglieder ist es, wenn die ratsuchende Person ihre Entscheidung kurz begründet. Zwar sollte allen Gruppenmitgliedern die Bedeutung ihres Anteils an der Lösungsfindung durch die festgelegten Spielregeln des Brainstormings klar sein, und kein Gruppenmitglied bräuchte sich bei der Entscheidung für ausgewählte Handlungsalternativen zurückgesetzt fühlen, aber eine Erklärung erleichtert diesen Prozess ungemein.

10. Phase: Austausch

Diese Phase ähnelt einem normalen Gespräch unter Kollegen. Sie gibt den Gruppenmitgliedern, die eventuell bereits Ähnliches erlebt haben, die Möglichkeit, ihre Erfahrungen zu schildern. Da im Vorfeld bereits klar ist, dass persönliche Erfahrungen zu diesem Zeitpunkt eingebracht werden können, unterbleibt in der Regel, dass sich andere Gruppenmitglieder in den vorangegangenen Phasen erzählerisch in den Vordergrund drängen oder Diskussionen entstehen.

11. Phase: Abschlussblitzlicht

Die ratsuchende Person und die Gruppe tauschen sich in Form eines Blitzlichtes über ihre augenblicklichen Gefühle und die Arbeit der Gruppe aus.

Abschluss der Sitzung

Nach Abschluss der Beratungssequenz können zum Schluss der Sitzung noch offene methodische Fragen geklärt werden. Außerdem erhalten die Gruppenmitglieder einen Ausblick darauf, welche Methode in der nächsten Sitzung geübt werden soll. Wenn die Gruppenmitglieder sich im Vorfeld auf die nächste Sitzung theoretisch vorbereiten sollen, werden sie angeregt, das entsprechende Kapitel bis zur nächsten Sitzung zu lesen und zu überlegen, ob sie sich mit einem geeigneten Fall beteiligen können.

Anwendungsbeispiel

Phase		Inhalt
1.	Auswahl und Übernahme der moderierenden Rolle	Die anleitende Person übernimmt die Aufgabe der Moderation in dieser Sitzung.
2.	Blitzlicht	Alle Gruppenmitglieder beschreiben kurz, wie es ihnen gerade geht, und benennen ihre Anliegen.
3.	Rollenverteilung	Die Rollen „ratsuchende Person", „beratende Personen" und „protokollierende Person" werden besetzt.
4.	Fallschilderung/ Problembeschreibung	Problembeschreibung Herr S. ist seit vier Monaten Schüler in der Pflege. Er schildert knapp, dass die letzte Klausur wieder nicht gut ausgefallen ist und er unsicher ist, ob er alle Probezeitkriterien voll erfüllen kann.
5.	Nachfragen/ Interviewphase	Nachfragen Die Frage nach seinem bisherigen Notendurchschnitt beantwortet Herr S. mit: „So um die Drei, eher ein bisschen schlechter." Auf die Frage, wie die Rückmeldungen aus der Praxis sind, beschreibt er, dass es da schon Unterschiede gibt. Während seines ersten Stationseinsatzes ist er gut angeleitet worden und hat eine positive Beurteilung seines Stationseinsatzes bekommen. Auf seiner jetzigen Station sind viele Mitarbeiter krank, und durch die Personalknappheit herrscht viel Hektik. Anleitung findet kaum statt, vielmehr wird von ihm erwartet, dass er mit zupackt.
		Fragen nach bereits versuchten Lösungen Seine bisherige Lösungsstrategie war, sich in sein Zimmer einzuigeln und anhand seiner Unterrichtsmitschriften und Arbeitspapieren zu lernen und das dann auch in der Praxis umzusetzen.

6.	Schlüsselfrage	Herr S. möchte von der Gruppe Ratschläge, wie er sich verhalten soll.
7.	Methodenwahl	Es wird die Methode Brainstorming gewählt.
8.	Beratung	Problemanalyse Die Sammlung von Assoziationen beinhaltet: „Angst vor der Zukunft" „Unsicherheit" „bedrohlich" „Zweifel" ... Die Äußerungen werden auf einem Flipchart für alle sichtbar notiert, ohne dass sie bereits kommentiert werden. Herr S. findet aus der ganzen Sammlung von Assoziationen die Begriffe „Unsicherheit" und „Zweifel" zutreffend und markiert diese entsprechend.
	Beratung	Sammlung von Lösungsvorschlägen Die Sammlung von Lösungsvorschlägen wird ebenfalls für alle sichtbar mitgeschrieben: „Mit der Kursleitung sprechen" „mit einer Vertrauensperson sprechen" „einfach abwarten" ...
9.	Entscheidung	Entscheidung Der Fallerzähler entscheidet sich dafür, dass er seine Probleme mit seiner Kursleitung besprechen will. Dann hat er eine realistische Einschätzung von einer Person, die über das Bestehen seiner Probezeit mitentscheiden wird.
10.	Austausch	Erfahrungsaustausch Einige Gruppenmitglieder haben ähnliche Sorgen und schildern was sie bisher unternommen haben. Für die ratsuchende Person (und natürlich alle anderen) ist noch einmal besonders interessant, die Resultate der einzelnen Lösungsstrategien zu erfahren.
11.	Abschlussblitzlicht	Die einzelnen Gruppenmitglieder äußern sich zufrieden über die geleistete Arbeit und das Ergebnis. Herr S. betont, dass er erleichtert ist, endlich eine Entscheidung getroffen zu haben.

Besonderer Hinweis für die Durchführung:
Ein großes Risiko besteht darin, dass sich die beratenden Personen nicht an die Regeln halten. Das geschieht besonders häufig, wenn die anderen Gruppenmitglieder das Problem gerade ähnlich erleben – wie z. B. „Bestehen der Probezeit" – oder erlebt haben. Die beratenden Personen weichen dann vom Leitfaden ab, indem sie die Phasen nicht einhalten und im Grunde gleich nach der Problemschilderung gute Ratschläge geben. Des Weiteren kann es geschehen, dass das Problem diskutiert wird, oder ein Kampf um die beste Erklärungstheorie oder die beste Handlungsalternative beginnt, und der Ratsuchende gerät immer mehr in den Hintergrund. Um das zu vermeiden, muss die moderierende Person einer solchen Sitzung steuernd auf die Gruppenmitglieder einwirken und die notwendige Struktur wieder herstellen.

Arbeitspapier 6/1: Phasenverlauf der Kollegialen Beratung

Phase		Inhalt	Resultat
1	Auswahl und Übernahme der moderierenden Rolle	Die moderierende Person wird ausgewählt.	Die Gruppe entscheidet, welches Gruppenmitglied diese Sitzung moderiert und die Gruppe durch den Ablauf der Sitzung leitet.
2	Blitzlicht	Alle Gruppenmitglieder beschreiben kurz, wie es ihnen gerade geht und benennen ihre Anliegen. Rückfragen an die ratsuchende Person der letzten Sitzung hinsichtlich des Erfolgs bei der Umsetzung der Lösung.	Die Gruppenmitglieder sind über die Gemütslage der Anderen informiert, wissen wer einen Fall einbringen möchte und welchen Erfolg die letzte Sitzung hatte.
3	Rollenverteilung	Die Rollen „ratsuchende Person", „beratende Personen" und „protokollierende Person" werden besetzt.	Die Gruppenmitglieder nehmen ihre Rollen ein.
4	Fallschilderung/ Problembeschreibung	Die ratsuchende Person schildert die Situation, für die sie eine Lösung sucht.	
5	Nachfragen/ Interviewphase	Nachfragen der Gruppenmitglieder hinsichtlich der Fakten, die noch zum Verständnis fehlen.	Alle Gruppenmitglieder haben die Fall- oder Problembeschreibung verstanden.
6	Schlüsselfrage	Die ratsuchende Person sagt, welche Erwartungen sie an die Gruppe hat, welche Fragen geklärt werden sollen.	Alle Gruppenmitglieder haben ihren Auftrag verstanden.

7	Methodenwahl	Entsprechend dem Fall wird eine geeignete Methode aus dem Methodenpool gewählt.	Der Moderator leitet die Methode an, die Berater nehmen aufmerksam teil. Es findet keine Diskussion statt.
8	Beratung	Die Beratung erfolgt im Stil der gewählten Methode.	Die ratsuchende Person hat Ideen und Anregungen gemäß der Methode erhalten.
9	Entscheidung	Die ratsuchende Person zieht Bilanz und entscheidet sich für einen Weg.	Die übrigen Gruppenmitglieder erfahren für welchen Weg sich die ratsuchende Person entscheidet. Es findet keine Diskussion über die Entscheidung statt.
10	Austausch	Gruppenmitglieder, die bereits ähnliche Erfahrungen gemacht haben, haben nun Gelegenheit, diese zu schildern.	
11	Abschlussblitzlicht	Feedback aller Gruppenmitglieder hinsichtlich Inhalt und Vorgang der Beratung.	Die Kollegiale Beratung ist abgeschlossen.

Arbeitspapier 6/2: Brainstorming

Durchführung einer Beratung mittels der Methode Brainstorming

Problemanalyse

Alle Berater sind aufgefordert, ihre Assoziationen und Bilder zu dem, was sie gerade erfahren haben, in Form eines Brainstormings zu äußern. Hypothesen über mögliche Zusammenhänge können an dieser Stelle auch genannt werden.

Beim Brainstorming sind grundsätzlich möglichst viele Ideen erwünscht, egal wie verrückt sie erst einmal klingen. Die Basis dieser Methode ist die Annahme, dass aus Quantität (möglichst viele Ideen zu sammeln) Qualität hervorgeht. Dabei kann es auch fruchtbar sein, die Ideen von anderen weiterzuentwickeln oder zu ergänzen.

Alle Äußerungen werden auf einem Flipchart für alle sichtbar notiert, ohne dass sie bereits kommentiert werden. Beim Brainstorming kommt es auf die Fülle von Ideen an, daher sind Killerphrasen wie „Geht nicht“ oder kritische nonverbale Signale (z. B. Kopfschütteln, Stirn krausziehen) an dieser Stelle unzweckmäßig und könnten sich auf das Äußern von Ideen bei den anderen Gruppenmitgliedern hinderlich auswirken.

Wenn alle Assoziationen gesammelt und notiert sind, wird die ratsuchende Person aufgefordert, die Assoziationen zu kennzeichnen, die für sie und ihre Einschätzung der Situation zutreffend sind.

Sammlung von Lösungsvorschlägen

Für die ausgewählten Assoziationen werden wieder in Brainstorming-Manier Lösungsvorschläge gesammelt, die ebenfalls für alle visualisiert und noch nicht kommentiert werden.

2.4.6 *Sitzung 7: Beratung mittels der Methode* Rollenspiel *(90 Minuten)*

Nachdem in den vorherigen Sitzungen bereits kommunikationstheoretische Techniken eingeübt worden sind, soll in den folgenden Sitzungen das Methodenspektrum auch um visuelle und kinästhetische Methoden erweitert werden. Das Rollenspiel als Unterrichtsmethode ist Vielen bereits bekannt.

Ziele und Intentionen

Die Gruppenmitglieder lernen, wie eine problematische Interaktion mittels der Methode *Rollenspiel* analysiert und Konflikte eindeutiger identifiziert werden können. Im Rollenspiel bekommen sie Möglichkeit, ihre Handlungs- und Reaktionsmöglichkeiten zu erproben. Zudem werden sie lernen, Konflikte aus unterschiedlichen Perspektiven zu sehen.

Das *Rollenspiel* ist eine der wichtigsten Beratungsmethoden. Sie kommt der Realsituation am nächsten und eignet sich einerseits besonders zur Analyse einer problematischen Interaktion, andererseits auch zum Ausprobieren von Handlungs- und Reaktionsmöglichkeiten in schwierigen oder konflikthaften Interaktionen[60]. Es wird dabei oft nicht möglich sein, das Problem vollständig im Spiel abzubilden oder zu lösen. Vielmehr besteht das Ziel eher darin, „dass die Hauptperson ihre Konflikte klarer oder unter anderen Gesichtspunkten sehen kann."[61]

Es ist oft zu beobachten, dass bei der Einführung dieser Methode zunächst Widerstand unter den Gruppenmitgliedern vorhanden ist. Es gibt eine ganze Reihe von Gründen für die ablehnende Haltung. Dabei sind die häufigsten Einwände: „Das ist doch völlig künstlich und ge-- stellt." oder „Ich kann nicht gut schauspielern". Die Erfahrung hat gezeigt, dass es den Gruppenmitgliedern leichter fällt, sich auf ein Rol-

60 vgl. Ehinger, Hennig 1997, S. 68; Scheller, I. 1998; Volk-von Bialy 2002 S 83ff.

61 Rotering-Steinberg 2005, S. 43

lenspiel einzulassen, wenn sie sich bereits im Vorfeld der Sitzung theoretisch mit der Beratungsmethode auseinandergesetzt haben.

Planung für die Methode Rollenspiel

Phase		Zum Vorgehen
1	Auswahl und Übernahme der moderierenden Rolle	Die anleitende Person übernimmt die Aufgaben der Moderation.
2	Blitzlicht	Alle Gruppenmitglieder beschreiben kurz, wie es ihnen gerade geht, und benennen ihre Anliegen. Rückfragen an die ratsuchende Person der letzten Sitzung hinsichtlich des Erfolgs bei der Umsetzung der Lösung.
3	Rollenverteilung	Die Rollen *ratsuchende Person* und *beratende Personen* werden besetzt. Wenn sich kein geeigneter Fall aus der Gruppe ergibt, kann das Fallbeispiel im Text als Basis genutzt werden. Auch wenn bereits allen Gruppenmitgliedern der Fall bekannt ist, werden trotzdem die Rollen besetzt und das Rollenspiel durchgeführt und ausgewertet. Das Fallbeispiel ausschließlich zu besprechen hat einen deutlich geringeren Lerneffekt.
4	Fallschilderung/ Problembeschreibung	Die ratsuchende Person schildert die Situation (oder den Fall), für die sie eine Lösung sucht.
5	Nachfragen/ Interviewphase	Nachfragen der Gruppenmitglieder hinsichtlich der Fakten, die noch zum Verständnis fehlen.
6	Schlüsselfrage	Die ratsuchende Person sagt, welche Erwartungen sie an die Gruppe hat, welche Fragen geklärt werden sollen.
7	Methodenwahl	Für die heutige Sitzung soll die Methode *Rollenspiel* geübt werden.
8	Beratung	Die Beratung erfolgt im Stil der Methode *Rollenspiel.*

9	Entscheidung	Die ratsuchende Person zieht Bilanz und entscheidet sich für einen Weg.
10	Austausch	Gruppenmitglieder, die bereits ähnliche Erfahrungen gemacht haben, haben nun Gelegenheit, diese zu schildern.
11	Abschlussblitzlicht	Feedback aller Gruppenmitglieder hinsichtlich Inhalt und Vorgang der Beratung.
	Abschluss der Sitzung	Noch offene methodische Fragen werden nach Abschluss der Beratung geklärt. Die Gruppenmitglieder werden darüber informiert, dass in der nächsten Sitzung die Methode *Skulptur* geübt wird. Die Gruppenmitglieder werden gebeten das Kapitel zur Methode *Skulptur* zu lesen und bis zur nächsten Sitzung zu überlegen, ob sie sich mit einem geeigneten Fall für die Methode *Skulptur* beteiligen können.

Durchführung der Beratungsmethode Rollenspiel

Um ein Rollenspiel durchführen zu können, bedarf es einer guten Vorbereitung in der Gruppe. Die Rollenspielenden benötigen eine möglichst konkrete Schilderung der Situation sowie Instruktionen in Bezug auf die besonderen Charakteristika der darzustellenden Person und ihres jeweils speziellen Interaktionsanteils. Im Spiel interpretiert jede am Rollenspiel beteiligte Person die übernommene Rolle dann auf der Basis der eigenen Erfahrungen mit dieser Rolle.

Anwendungsbeispiel

Fallschilderung

Schülerin K. ist zurzeit in der forensischen Abteilung eines psychiatrischen Krankenhauses eingesetzt. Ihr ist bekannt, dass die Delikte der Patienten von Drogenkriminalität bis Mord reichen. Vonseiten der Stationsleitung wird es den Schüler/innen freigestellt, ob sie sich bereits zu Beginn ihres Einsatzes über die Delikte der Patienten informieren möchten oder erst später. Dieses Vorgehen wird hauptsächlich dadurch begründet, dass sich die Patienten auf ihrer Station auf eine Wiedereingliederung vorbereiten und nicht mehr als gefährlich eingestuft werden.

Schülerin K. ist seit drei Wochen auf der Station eingesetzt. Sie hat sich dafür entschieden, die Patienten zunächst ohne Kenntnisse über ihr begangenes Delikt kennenzulernen, weil sie der Meinung ist, dass sie so unverkrampfter mit den Patienten umgehen kann. Bisher hatte es keinerlei Zwischenfälle mit Patienten gegeben, sodass sie ihre anfängliche Besorgnis und Unsicherheit abgelegt hat.

Das gilt insbesondere gegenüber dem Patienten Herrn H. Die Schülerin kann nicht nachvollziehen, warum sich das examinierte Personal sehr distanziert zu Herrn H. verhält. Sie ist überzeugt, dass es nur ihr gelungen ist, einen guten Draht zu ihm aufzubauen. Darauf ist sie auch ein wenig stolz.

Das konkrete Ereignis liegt erst zwei Tage zurück. An diesem Abend gießt Schülerin K. im Aufenthaltsraum der Patienten die Blumen, als der Patient Herr. H. den Raum betritt. Sie bekommt sofort ein „komisches Gefühl“, das sie sich nicht erklären kann, und versucht den Raum ohne Hast zu verlassen. Kurz vor der Tür stellt sich Herr H. in den Weg und schließt die Tür, sodass Schülerin K. nicht ohne Weiteres an ihm vorbei kommt. Zugleich geht er auf Schülerin K. zu und redet auf sie ein: Sie sei „... die Einzige, die ihn versteht,“ „... die Einzige, die zu ihm hält.“ Schülerin K. fühlt sich zunehmend bedrängt und entfernt sich einige Schritte von dem Patienten. Um Herrn H. nicht aufzuregen oder zu enttäuschen, lächelt sie ihn an und antwortet, dass das sehr nett von ihm sei. Gleichzeitig weicht sie weiter vor ihm zurück, bis sie schließlich nicht mehr ausweichen kann. In diesem Moment wird die Tür von Pfleger T. geöffnet, der die Situation sofort zutreffend einschätzt. Sein Auftreten signalisiert eindeutig Autorität. Er hat einen sicheren Stand, seine Körperhaltung ist aufrecht, er hält Blickkontakt zum Patienten und spricht mit fester Stimme. Herr H. wird von ihm aufgefordert, sich sofort von der Schülerin zu entfernen. Ein zweiter Pfleger kommt dazu und begleitet Herrn H. aus dem Raum. Dieser ruft ihr noch zu: „Das ist alles deine Schuld."

Auf die **Nachfrage**, *warum sie den Patienten nicht in seine Schranken gewiesen hätte oder nicht laut geworden sei, berichtet Schülerin K., dass sie in dem Moment zerrissen war zwischen Wahrnehmung der Bedrohung und dem Bild, das sie bisher von dem Patienten gehabt hat. Darüber hinaus wollte sie gegenüber dem anderen Pflegepersonal nicht hilflos und unprofessionell erscheinen. Sie sei in diesem Moment einfach unfähig gewesen, irgendetwas Adäquates zu unternehmen.*

Bei der Durchführung eines Rollenspiels ist darauf zu achten, dass sich die beobachtenden Personen mit verbalen Kommentaren, Seitengesprächen, Lachen usw. zurückhalten. Feste Beobachtungsaufträge, die von der ratsuchenden Person vor dem Rollenspiel formuliert werden, können unter den Beobachtenden aufgeteilt werden. So kann ein Teil der beobachtenden Berater auf nonverbale Interaktionsanteile achten (z. B.: Was ist mir im Verhalten besonders aufgefallen? Veränderungen in Gestik, Mimik, Körperhaltungen und Blickkontakt? Veränderung der Position im Raum?), während andere auf die verbalen Anteile achten (z. B. Sprache, Inhalt, usw. ...).

Der Gedanke, selbst zu dem Zustandekommen dieser Situation beigetragen zu haben, bewegt Schülerin K seither. Sie hat daher konkrete **Aufträge** *an die Gruppe: Sie möchte mittels der Methode „Rollenspiel" die Situation noch einmal durchspielen und bittet die beratenden Personen zu analysieren, welchen Anteil sie an der Eskalation der Situation hatte. In einem möglicherweise weiteren Rollenspiel möchte sie ausprobieren, welche Handlungsalternativen infrage kommen und wie sie diese dann umsetzen kann. Für das Rollenspiel wählt Schülerin K. ein Gruppenmitglied aus, das die Rolle von Patient Herr H. übernimmt, und ein Gruppenmitglied, das die Rolle des Pflegers übernimmt. Sie instruiert ihre Rollenspielpartner über das Alter, die jeweils typischen Körperhaltungen und Bewegungen, den Einsatz der Stimme und dem Redeanteil in der geschilderten Situation. Nach der Instruktion wird die geschilderte Situation gespielt.*

Die Beobachtungsaufträge werden zu Beginn in der Auswertungsphase zurückgemeldet. Danach erfolgt die Rückmeldung der Interaktionspartner im Rollenspiel, und zum Schluss kommt die ratsuchende Person zu Wort. Hier können ergänzend Fragen geklärt werden, wie beispielsweise: „Wie habe ich mich während des Gesprächs gefühlt?“, „Was waren die Auslöser meiner Gefühle?“, „Was hätte ich gerne im ‚Klartext‘ gesagt?“ und „Was hat mich daran gehindert?“.

In der **Auswertungsphase** *teilen ihr die* ***beobachtenden Personen*** *mit, dass sie keinerlei Kontrolle über die Situation hat. In der gesamten Situation hat die Schülerin Unsicherheit durch ihr inkongruentes Verhalten kommuniziert: Auf der einen Seite weicht sie zurück, auf der anderen lächelt sie den Patienten an. Je stärker der Patient sie bedrängt, desto mehr nimmt sie eine passive Haltung ein. Dass es sich um eine Pflegeperson-Patient-Beziehung, handelt, ist in der Interaktion zu keiner Zeit erkennbar. Ganz anders verhält es sich bei Pfleger T.: In dem Moment, wo er den Raum betritt, zeigt sich deutlich, in welcher Beziehung Pfleger und Patient zueinander stehen. Durch seinen sicheren Stand, seine aufrechte Körperhaltung, dem Blickkontakt zum Patienten und dem Sprechen mit fester und bestimmter Stimme werden die Verhältnisse unmissverständlich klargestellt.*

Der ***Rollenspieler****, der die Rolle von Herrn H. übernommen hat, bestätigt den Eindruck der beobachtenden Personen: Dass Schülerin K. lächelnd vor ihm zurückweicht, hat ihn dazu bewegt, ihr nachzugehen und zudringlicher zu werden. Er interpretiert ihr Verhalten so, dass sie auch in ihn verliebt ist und will, dass er zu ihr kommt. Für ihn ändert sich die Situation dramatisch in dem Moment, als Pfleger T. die Tür öffnet: Ihm ist sofort klar, dass er etwas Unzulässiges gemacht hat und jetzt Konsequenzen drohen.*

Nach den beobachtenden und den rollenspielenden Personen kommt die ***Schülerin*** *zu Wort. Sie reflektiert, wie sie sich während des Rollenspiels und in der realen Situation gefühlt hat: Ihr hilfloses Auftreten führt sie darauf zurück, dass sie in keiner Weise darauf vorbereitet war,* *dass ihr so etwas passieren könnte. Im Gegensatz zu der realen Situation ist Schülerin K. im Rollenspiel schnell klar geworden, in welcher Gefahr sie sich befunden hat. So deutlich wie im Rollenspiel hat sie ihre Angst bisher noch nicht wahrgenommen. Trotzdem hat sie sich durch das Auftreten von Pfleger T. sofort in Sicherheit gefühlt.*

Nachdem alle Rückmeldungen erfolgt sind, überlegt die Gruppe alternative Handlungsmöglichkeiten. Diese können in einem erneuten Durchspielen mit derselben Besetzung ausprobiert werden. Für Handlungsexperimente bietet das Rollenspiel das geeignete Spektrum.

In dem zweiten Rollenspiel werden alternative Handlungsweisen ausprobiert, die grundsätzlich in einer unerwartet schwierigen Interaktion hilfreich sein können. Die Vorschläge der beratenden Personen sind: sicherer Stand, Sprechen mit fester Stimme und kongruentes Auftreten.

Das Rollenspiel beginnt wie das erste, aber Schülerin K. versucht, fester und sicherer zu stehen, und ihr Auftreten, auch durch die Lautstärke der Stimme und den Tonfall, kongruenter zu gestalten. Nach mehrmaligem Üben gelingt es Schülerin K. schließlich, den Rollenspieler von Patient H. auf Distanz zu halten.

Besonderer Hinweis zur Durchführung:

Nachdem die Rollenspiele und deren Auswertung abgeschlossen sind, sollte immer das *Entlassen aus der Rolle* (de-rolling) erfolgen, um die Gefahr zu verringern, dass der Rollenspieler sich über das Rollenspiel hinaus mit der Rolle identifiziert. Das kann beispielsweise in der Form geschehen, dass sich die moderierende Person bei den Rollenspielenden für die Übernahme der Rolle bedankt und sie auffordert, jetzt wieder ihre ursprünglichen Plätze einzunehmen.

Alternativen

Das Rollenspiel kann durch methodische Varianten, die aus dem Psychodrama stammen, wie z. B. *Rollentausch* oder *Doppeln*, vertieft werden[62].

62 vgl. Moreno 2001, S. 121f.

Rollentausch

Durch die Variante *Rollentausch* kann die ratsuchende Person die Rolle seines Gesprächspartners übernehmen und umgekehrt. Durch die Identifizierung mit der anderen Person bekommt die ratsuchende Person Gelegenheit, selbst zu erleben, welche Auswirkungen sein Kommunikations- und Interaktionsverhalten auf die Beteiligten hat.

Doppeln

Bei der Technik *Doppeln* wird die ratsuchende Person durch ein sogenanntes *Hilfs-Ich* unterstützt, von dem erwartet wird, „dass es warm und persönlich ist."[63] Beim Doppeln ist es besonders wichtig, nicht nur darauf zu achten, was von der ratsuchenden Person gesagt wird, sondern wie es gesagt wird. Das erfordert vom *Hilfs-Ich* ein hohes Maß an Einfühlungs- und Identifikationsvermögen. Um das Einfühlen zu erleichtern, stellt sich das *Hilfs-Ich* hinter den Stuhl der ratsuchenden Person und versucht die Körperhaltung, Gestik, Mimik usw. zu übernehmen. Zusätzlicher Körperkontakt, wie etwa eine Hand auf die Schulter zu legen, unterstützt diesen Prozess[64]. Dann spricht das *Hilfs-Ich* in Ich-Form die Gedanken und Gefühle aus, die es intuitiv beim Protagonisten wahrgenommen hat. Die ratsuchende Person kann überprüfen, ob das Gehörte mit ihren Gedanken und Gefühlen übereinstimmt.

Besonderer Hinweis zur Durchführung:

Im Zweifelsfall sollte das Gruppenmitglied, das den Part des *Hilfs-Ichs* übernimmt, eher dem *Wie* als dem *Was* vertrauen[65].

---

63 Moreno 2001, S. 39
64 vgl. Moreno 2001, S. 254f.
65 vgl. Henning 1989, S. 141

2.4.7 *Sitzung 8: Beratung mittels der Methode* Skulptur *(90 Minuten)*

Diese Methode kommt zum Einsatz, wenn es darum geht, Beziehungen von Personen untereinander aufzuzeigen. Dabei werden Personen in Haltungen und Positionen zu einander gestellt, sodass es möglich ist, die Beziehungsdimensionen *Nähe und Distanz* und *Hierarchi*e zu analysieren.

Ziele und Intention

Die Gruppenmitglieder lernen in dieser Sitzung, sich der Aussagekraft bestimmter Körperhaltungen bewusst zu werden. Sie erleben die Wirkung von Nähe und Distanz und können auf dieser Grundlage Beziehungsstrukturen wahrnehmen und einschätzen. Dabei geht es auch darum, Veränderungsperspektiven für die dargestellte Beziehungsstruktur zu erarbeiten.

In der Methode *Rollenspiel* haben die Gruppenmitglieder bereits gelernt problematische Interaktionen zu analysieren, daraus Handlungs- und Reaktionsmöglichkeiten zu erarbeiten und diese dann auszuprobieren. Das heißt, sie müssen interagieren, um die Reaktionen ihrer Rollenspielpartner herauszufinden. Dabei sind sowohl die nonverbalen als auch die verbalen kommunikativen Anteile sehr hoch. In der Methode *Skulptur* dagegen sind Bewegungen nur in der Form möglich, dass sich die gleiche Bewegung immer wiederholt (z. B. von einem zum anderen schauen). Der sprachliche Anteil in einer *Skulptur* reduziert sich darauf, dass den Darstellenden jeweils ein charakteristischer Satz in den Mund gelegt wird, der ebenfalls unentwegt wiederholt wird, wie beispielsweise „Ich habe es so satt!".

Bei dem *Skulptur*-Verfahren wird also nicht miteinander gesprochen. Darin besteht ein entscheidender Vorteil, denn vielen an Sprache gebundenen Abwehrphänomenen, wie beispielsweise Intellektualisierung oder Rationalisierung, wird entgegengewirkt, und die Beteiligten werden mit unmittelbarem affektivem Erleben konfrontiert.

Planung für die Methode Skulptur

Phase		Zum Vorgehen
1	Auswahl der moderierenden Person	Die anleitende Person übernimmt die Aufgaben der Moderation.
2	Blitzlicht	Alle Gruppenmitglieder beschreiben kurz, wie es ihnen gerade geht, und benennen ihre Anliegen. Rückfragen an die ratsuchende Person der letzten Sitzung hinsichtlich des Erfolgs bei der Umsetzung der Lösung.
3	Rollen-verteilung	Die Rollen *ratsuchende Person* und *beratende Personen* werden besetzt. Wenn sich kein geeigneter Fall aus der Gruppe ergibt, kann das Fallbeispiel im Text als Basis genutzt werden. Auch wenn bereits allen Gruppenmitgliedern der Fall bekannt ist, werden trotzdem die Rollen besetzt und die Skulptur gestellt und ausgewertet. Das Fallbeispiel ausschließlich zu besprechen hat einen deutlich geringeren Lerneffekt.
4	Fallschilderung/ Problem-beschreibung	Die ratsuchende Person schildert die Situation oder den Fall, für die sie eine Lösung sucht
5	Nachfragen/ Interviewphase	Nachfragen der Gruppenmitglieder hinsichtlich der Fakten, die noch zum Verständnis fehlen.
6	Schlüsselfrage	Die ratsuchende Person sagt, welche Erwartungen sie an die Gruppe hat, welche Fragen geklärt werden sollen.
7	Methodenwahl	Für die heutige Sitzung soll die Methode *Skulptur* geübt werden.
8	Beratung	Die Beratung erfolgt im Stil der Methode *Skulptur.*
9	Entscheidung	Die ratsuchende Person zieht Bilanz und entscheidet sich für einen Weg.

10	Austausch	Gruppenmitglieder, die bereits ähnliche Erfahrungen gemacht haben, haben nun Gelegenheit, diese zu schildern.
11	Abschluss-blitzlicht	Feedback aller Gruppenmitglieder hinsichtlich Inhalt und Vorgang der Beratung.
	Abschluss der Sitzung	Noch offene methodische Fragen werden nach Abschluss der Beratung geklärt. Die Gruppenmitglieder werden darüber informiert, dass in der nächsten Sitzung die Methode *Rollenhut* geübt wird. Die Gruppenmitglieder werden gebeten das Kapitel zur Methode *Rollenhut* zu lesen und bis zur nächsten Sitzung die Arbeitspapiere Rollenhut 1 und 2 zu bearbeiten.

Das Erlernen dieser Methode ermöglicht den Gruppenmitgliedern sich der Aussagen bestimmter Körperhaltungen, Gestik und Mimik bewusster zu werden, als dies im Rollenspiel möglich ist. Dadurch, dass die an der Skulptur beteiligten Personen nicht handeln dürfen, sondern ihre vorgegebene Position und Haltung bis zur Auswertung beibehalten müssen, erleben sie in der Regel, wie sich eine bestimmte Körperhaltung auf ihre Gefühlsebene überträgt. Das gilt auch für die räumliche Zuordnung, den Abstand der Personen zueinander und die vorgegebene Blickrichtung in der Skulptur.

Durchführung der Beratungsmethode Skulptur

Es gibt eine Reihe von Skulpturverfahren, die je nach Intention eingesetzt werden. Für die *Kollegiale Beratung* eignet sich die Methode der *Lebenden Skulptur*, da sie einfach und ohne großen Aufwand durchzuführen ist: Jede an der Skulptur beteiligte Person bekommt, stellvertretend für die realen Interaktionspartner, vom sogenannten *Bildhauer* eine charakteristische Mimik und Körperhaltung zugewiesen. In der *Kollegialen Beratung* gestaltet die ratsuchende Person (in der Regel) selbst die Skulptur. Um die Dimension Nähe und Distanz zu verdeutlichen, positioniert sie die Darstellenden der Skulptur so im Raum, dass die Beziehungen deutlich werden. Neben Nähe und Distanz sind auch die hierarchischen Verhältnisse von großer Bedeutung. Wichtig während der Aufbauphase ist, dass die Darstellenden der Skulptur nicht sprechen und die ihnen zugewiesenen Positionen, Haltungen, Gestik, Mimik und Blickrichtungen nicht verändern. Zum Schluss platziert sich die ratsuchende Person selbst in die Skulptur.

Anwendungsbeispiel

Fallschilderung

Herr T. ist 28 Jahre und hat seine Ausbildung vor 5 Jahren abgeschlossen. Auf seiner Station entsteht für ihn regelmäßig ein Problem, wenn er mit den beiden Kolleginnen M. und R. in einer Schicht zusammenarbeiten muss. Zwischen den beiden Krankenpflegerinnen besteht schon seit längerer Zeit ein Konflikt, der bisher, trotz vielfacher Versuche (auch durch die Stationsleitung), nicht gelöst werden konnte. Infolgedessen reden sie nur das nötigste miteinander, eine Zusammenarbeit findet nicht statt. Im Gegenteil, sie weiten ihren Konflikt auf die anderen Mitarbeiter aus. Besonders oft trifft es T.: Bittet Schwester R. ihn beispielsweise, ihr beim Frühstückausteilen zu helfen, dann besteht Schwester M. ihrerseits darauf, er solle ihr sofort bei einer anderen Tätigkeit helfen. T. schildert, dass das oft die gesamte Schicht so geht. Da er nicht beides gleichzeitig machen kann, soll er entscheiden, wem er nun zuerst hilft. Egal wie seine Entscheidung ausfällt, im Anschluss bekommt er Kritik von der Schwester, die warten musste.

Auf die Frage, welche Lösungsversuche er schon unternommen hat, erzählt Herr T., dass er bereits Gespräche mit den anderen Stationsmitarbeiterinnen und der Stationsleitung geführt hat. Besonders in dem Gespräch mit der Stationsleitung ist ihm klar geworden, dass auch sie sich nicht mehr zu helfen weiß und nur noch darauf wartet, dass irgendwann die Pflegedienstleitung eine oder beide Pflegekräfte von der Sta-

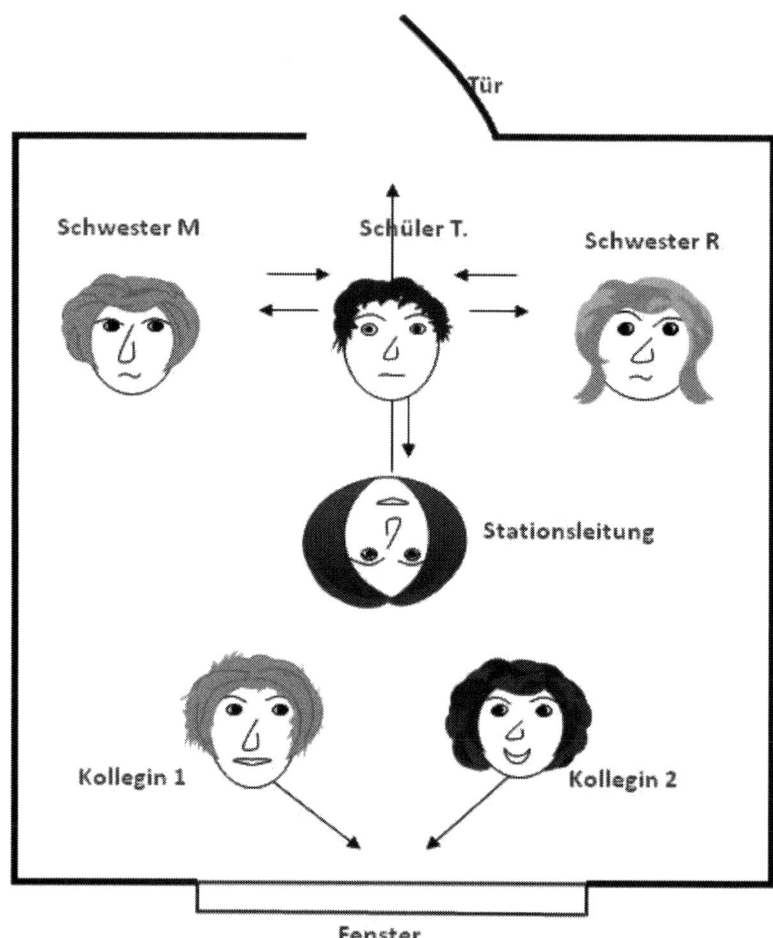

Abb. 4: Fallbeispiel Skulptur

tion versetzt. Die übrigen Pflegekräfte dieser Station haben zwar Verständnis für sein Dilemma gezeigt, aber auch klar gesagt, dass sie sich da raushalten wollen, es gäbe schon genug Ärger.

Auswertung

Die Auswertung der Skulptur geschieht, indem die moderierende und die beobachtenden Personen die Darstellenden in der Skulptur reihum nach den folgenden Gesichtspunkten befragen:

- **Reihenfolge:** Mit welchem Skulpturmitglied beginnt der Bildhauer? Wer folgt? Wer ist die letzte Person?
  Typischerweise hat Herr T. mit den Zentralfiguren begonnen: zuerst Schwester M., dann Schwester R. Darauf folgen die Stationsleitung und die übrigen Stationsmitglieder. Zum Schluss positioniert er sich selbst in der Skulptur.

- **Abstand:** der Abstand zwischen den einzelnen Darstellenden in der Skulptur auf der horizontalen Ebene sagt etwas über die emotionale Nähe und Distanz aus. Wer steht wem nahe, wer steht wem fern? So können die Darstellenden z. B. gefragt werden:
  - Wie hast du dich mit dem Abstand zu XY gefühlt?
    In unserem Beispiel steht Herr T. mit jeweils geringer Distanz zwischen den beiden Kontrahentinnen, sodass auch sie nahe beieinander stehen. Er fühlt sich von beiden „hin und her gerissen". Die Stationsleitung steht deutlich distanziert zu den Dreien, hat aber den geringsten Abstand zu Herrn T. Auf diese Weise wird das Verständnis, das sie für seine Situation hat, dargestellt. Gegenüber Schwester M. und Schwester R. hält sie einen gleich großen Abstand. Auffällig ist in unserem Fallbeispiel auch, dass die übrigen Stationsmitglieder, die eher am Rande des Geschehens positioniert sind und von den Geschehnissen am wenigsten betroffen sind, am dichtesten beieinander stehen. Sie bilden eine Koalition für sich.

- **Blickrichtung:** Anhand der Blickrichtung der darstellenden Personen lässt sich analysieren, welcher Teil der Skulptur ausgeblendet wird, welche noch am Rande wahrgenommen wird und auf welchen Teil sich die Aufmerksamkeit hauptsächlich richtet. Mögliche Fragen sind hier:

- Was konntest du sehen?
- Wie ging es dir damit?

Der Aufmerksamkeitsfokus der beiden Kontrahentinnen ist auf Herrn T. gerichtet. Würde er aus seiner Position z. B. nach vorn oder hinten heraustreten, oder sich kleiner machen, könnten sich die beiden ansehen. Herr T. schaut immer zwischen den Kontrahentinnen hin und her. Da er mit dem Rücken zur Tür steht, kann er die Stationsleitung immer wieder flüchtig sehen. Der Blick auf die anderen Stationsmitglieder ist durch die Position der Stationsleitung teilweise verdeckt. Der Blick der Stationsleitung scheint auf das Geschehen gerichtet zu sein, aber sie fokussiert die Tür im Hintergrund. So bekommt sie nur am Rande mit, was sich vor ihren Augen abspielt. Die hinter ihr stehenden Stationsmitglieder kann sie nicht sehen. Da diese Stationsmitglieder ebenfalls den Blick von ihr abgewendet haben, können auch die nicht sehen, was sie tut. Der abgewandte Blick dieser Stationsmitglieder symbolisiert, dass sie sich weder für das Geschehnis zwischen Herrn T., Schwester M. und Schwester R. interessieren, noch dafür, wie die Stationsleitung agiert.

- **Hierarchie:** ein Symbol der hierarchischen Struktur lässt sich gut durch unterschiedliche vertikale Ebenen verdeutlichen: Wer viel Macht oder Autorität ausübt, steht beispielsweise auf einem Podest, wer am geringsten über Macht verfügt und sich völlig unterordnet, kniet auf dem Boden. Ergänzend können die Darstellenden in der Skulptur beispielsweise gefragt werden:
  - Wer hat deiner Meinung nach Macht ausgeübt?
  - Wie war die Machtverteilung?
  - Hast du Machtausübung bemerkt?

  Die Stationsleitung, die per Legitimation Macht ausüben kann, ist in der Skulptur nicht in eine herausragende Position gebracht worden.

Sie steht auf der gleichen Ebene wie die übrigen Darstellenden in der Skulptur. Umgekehrt ist niemand in eine untergeordnete (kniende) Position gebracht worden, sodass die Machtverhältnisse gleich verteilt scheinen. Durch die Befragung der Darstellenden wird jedoch klar, dass die meiste Machtausübung von Schwester M. und Schwester R. ausgeht.

- **Mimik und Gestik** geben differenziert Auskunft über die Beziehungsstruktur, z. B.: Wer steht mit geballten Fäusten da? Wer steht hoch erhobenen Hauptes da, wer mit gesenktem Kopf? Wer rüttelt heimlich am Stuhl des Vorgesetzten? Usw. Weitere Fragen können sein:
  - Wie hat die Mimik von XY auf dich gewirkt?
  - Wie hat die Gestik von XY auf dich gewirkt?

  Sowohl Schwester M. als auch Schwester R. drücken durch ihre Gestik und Mimik Kampfhaltung aus. Besonders die gerunzelte Stirn und die in die Hüfte gestemmten Arme drücken Anspannung aus.

- **Körperhaltung:** Gefühle sind mit entsprechenden Körperhaltungen gekoppelt. Diese Gefühle werden durch die Abstände zu den anderen Darstellenden in der Skulptur und die jeweilige Blickrichtung verstärkt[66]. Fragen hierzu können sein:
  - Konntest du deine Körperhaltung gut aushalten?
  - War es anstrengend, deine Körperhaltung beizubehalten?

  Herr T. drückt sein „Hin- und Hergerissensein" besonders darüber aus, dass er seinen Blick nicht auf eine Position richten kann, sondern immer abwechselnd eine der beiden Kontrahentinnen ansieht. Die hochgezogenen Schultern symbolisieren Hilflosigkeit, seine Wut zeigt sich in dem breitbeinigen Stand. Da er sich unsicher ist, wie er sich verhalten soll, zeigt sich seine Ambivalenz in der inkongruenten Kör-

66 vgl. Ehinger, Hennig 1997, S. 97

perhaltung. Je länger er diese Haltung aufrecht hält, desto anstrengender wird es die Schultern hochzuziehen. Die schlaffe Körperhaltung der Stationsleitung veranschaulicht die Resignation, die sie in dem Gespräch mit T. zum Ausdruck gebracht hat. Aggression wird über die Körperhaltungen von Schwester M. und Schwester R. kommuniziert.

Eine weitere Reflexionsebene ergibt sich über die Befragung der Darstellenden in der Skulptur hinsichtlich ihrer Gefühls-, Handlungs- und Mitteilungsimpulse:

- Was löst das für ein Gefühl aus, in dieser Position in der Skulptur zu sein?
- Wenn ich sprechen dürfte, was hätte ich wem gesagt?
- Wenn ich etwas verändern könnte, was wäre das?
- Wenn ich etwas tun dürfte, was hätte ich getan?

Die beiden Kontrahentinnen reagieren beide auf die Frage „Wenn ich etwas tun dürfte, was hätte ich getan?“ mit derselben Handlung: Beide greifen nach den herunterhängenden Armen von Herrn T. und ziehen daran, jede in ihre Richtung. Das löst bei T. sofort einen Handlungsimpuls aus, er befreit sich aus dem Griff und tritt so weit in Richtung Tür zurück, bis keine der beiden ihn mehr erreichen kann.

Seilskulptur

Um die unsichtbaren Bindungen der beteiligten Personen visuell zu verdeutlichen, können zusätzlich Seile oder Bänder eingesetzt werden. Dabei wird die ratsuchende Person aufgefordert, die Bindungen gemäß ihrer Nähe und Distanz zu symbolisieren. Personen, die innerhalb der Skulptur eine enge Bindung miteinander haben, werden mit zwei Seilen verbunden. Personen, die eher eine lockere Bindung miteinander haben, mit einem Seil, und die Personen, die keine Bindung miteinander haben, bleiben ohne Seil. Die Qualität einer Bindung kann auch über die Spannung des Seils ausgedrückt werden: Ein straff gespanntes Seil symbolisiert eine enge Beziehung, ein locker gespanntes Seil eine entspannte Beziehung, ein schlaff herunterhängendes Seil eine schwache Beziehung.

Interessant ist bei der *Seilskulptur* auch, wo die Seile an den Personen befestigt werden. An welcher Körperstelle findet die Anbindung statt? Werden die beiden Personen an derselben Körperstelle miteinander verbunden, oder hat eine das Seil in der Hand und die andere um den Fuß?

Gerade bei der *Seilskulptur* werden die Bindungen von den Darstellenden in der Skulptur sehr deutlich empfunden, sodass Handlungsimpulse stark provoziert werden können. Ihnen beizukommen ist oft ein wertvoller Hinweis auf Lösungsmuster. So kann man beispielsweise beobachten, das sich Personen aufeinander zu bewegen, weil das Seil zu straff gespannt ist, oder dass ein schlaffes Band von einer Person aufgenommen und verkürzt wird, um eine Straffung zu erreichen.

Wunschskulptur

Für die Arbeit mit Skulpturen in der *Kollegialen Beratung* ist es sinnvoll festzulegen, dass zunächst eine *Ist-Skulptur* gestellt wird, die entsprechend der oben beschriebenen Gesichtspunkte ausgewertet wird. Ist die Auswertung für den Fallerzähler noch nicht zufriedenstellend, kann eine *Wunschskulptur* entwickelt werden. Die Aufforderung *„Wie sieht eine Skulptur aus, in der ich mich wohlfühle?"* löst Suchprozesse nach Lösungsmustern aus. Die Prozesse können durch die Gruppenmitglieder unterstützt werden, indem sie gemeinsam überlegen, welche Schritte die ratsuchende Person unternehmen könnte, um von der *Ist-* zu der *Wunschskulptur* zu gelangen[67].

67 vgl. Ehinger, Hennig 1997, S. 97f.

2.4.8 *Sitzung 9: Beratung mittels der Methode* Rollenhut *(90 Minuten)*

Der Begriff *Rolle* stammt ursprünglich aus dem Theater. Er kann als aktuelle und fassbare Form definiert werden, die das Selbst eines Menschen in dem Augenblick annimmt, in dem es auf Situationen reagiert, „an der andere Personen oder Dinge beteiligt sind."[68] D. h., Rollen sind charakteristische Verhaltensweisen, die stark an die jeweilige Situation gebunden sind. Demzufolge hat jeder Mensch in verschiedenen sozialen Situationen unterschiedliche Rollen inne.

Ziele und Intention

Mit der Methode Rollenhut reflektieren die Gruppenmitglieder die eigenen Rollen und erkennen mögliche Rollenkonflikte. Anhand des Rollenhuts analysieren sie Energie und Kraftreserven. Auf der Basis dieser Analyse können sie Gründe für Überlastung erkennen und für eine zufriedenstellende Balance der Rollenhüte sorgen.

Der Ursprung des Rollenhut-Modells geht auf die symbolischen Rollenhüte von Virginia Satir[69] zurück. Ehinger und Hennig[70] haben daraus ein Rollenhut-Modell für die Supervisionsarbeit mit Lehrern entwickelt. Dabei gehen sie von einem Vier-Rollenhut-Modell aus. Auf der Individual-Ebene der *Ich-Hut,* auf der Paarebene der *Partner-Hut,* auf der Familienebene der *Eltern-Hut* und schließlich der *Berufs/Haushalts-Hut.*

Die Beschränkung auf diese vier Hüte ist nach meiner Ansicht zu eng gefasst. Zumal der *Eltern-Hut* nicht immer zum Tragen kommt, dagegen die Hüte aus dem Familiensubsystem „Geschwister" und die der eigenen Peer Group möglicherweise eine große Bedeutung haben. Die Vorgehensweise dieses Rollenhut-Modells orientiert sich eher an

68 Moreno 2001, S. 105
69 Satir 1999, S. 244ff.
70 vgl. Ehinger, Hennig 1997, S. 87ff.

Morenos Ansicht[71], dass jedes Individuum erfüllt ist „von verschiedenen Rollen, in denen es aktiv werden möchte und die in den verschiedenen Entwicklungsphasen präsent sind."

Planung für die Methode Rollenhut

Phase	Zum Vorgehen
Auswahl und Übernahme der moderierenden Rolle	Die anleitende Person übernimmt die Aufgaben der Moderation.
Blitzlicht	Alle Gruppenmitglieder beschreiben kurz, wie es ihnen gerade geht, und benennen ihre Anliegen. Rückfragen an die ratsuchende Person der letzten Sitzung hinsichtlich des Erfolgs bei der Umsetzung der Lösung.
Rollenverteilung	Die Rollen *ratsuchende Person, beratende Personen* und *protokollierende Person* werden besetzt. Anhand der vorbereiteten Rollenhüte entscheidet sich eine Person ihre Rollen vorzustellen. In der Regel ist das ein Gruppenmitglied, das bei der Erstellung der Rollenhüte eine Überlastung festgestellt hat. Ist das nicht der Fall, wird anhand eines oder mehrerer vorbereiteter Rollenhüte die Methode geübt.
Fallschilderung/ Problembeschreibung	Die Fallschilderung geschieht anhand der Vorstellung der Rollenhüte.
Nachfragen/ Interviewphase	Nachfragen der Gruppenmitglieder hinsichtlich der Fakten, die noch zum Verständnis fehlen.
Schlüsselfrage	Die ratsuchende Person sagt, welche Erwartungen sie an die Gruppe hat, welche Fragen geklärt werden sollen.
Methodenwahl	Für die heutige Sitzung soll das Rollenhut-Modell geübt werden.

71 2001, S. 106

Beratung	Anhand des vorbereiteten Rollenhutes zeichnet die ratsuchende Person ihr Rollenhut-Modell an die Tafel oder an ein Flipchart. Die Beratung erfolgt im Stil der Methode *Rollenhut.*
Entscheidung	Die ratsuchende Person zieht Bilanz und entscheidet sich für einen Weg.
Austausch	Gruppenmitglieder, die bereits ähnliche Erfahrungen gemacht haben, haben nun Gelegenheit, diese zu schildern.
Abschlussblitzlicht	Feedback aller Gruppenmitglieder hinsichtlich Inhalt und Vorgang der Beratung.
Abschluss der Sitzung	Noch offene methodische Fragen werden nach Abschluss der Beratung geklärt. Die Gruppenmitglieder werden darüber informiert, dass in der nächsten Sitzung die Methode *System-Struktur-Zeichnung* geübt wird. Die Gruppenmitglieder werden angeregt das Manuskript zur Methode *System-Struktur-Zeichnung* bis zur nächsten Sitzung zu lesen und eine *System-Struktur-Zeichnung* von einer Gruppe ihrer Wahl anzufertigen.

Durchführung der Beratungsmethode Rollenhut

Davon ausgehend, dass jeder Mensch eine Anzahl von Rollen innehat, diese aber nicht alle gleichzeitig und ständig ausfüllen kann, geht es in dieser methodischen Variante darum, herauszufinden, welche Rollen momentan im Vordergrund stehen. Daher wird keine Beschränkung der Rollenhüte vorgegeben, sondern die ratsuchende Person wird aufgefordert, ihre Rollen im ersten Schritt aufzuschreiben. Das kann bereits als Vorbereitung auf die Sitzung (s. Arbeitspapier 9/1 Rollenhut), oder direkt in der Sitzung und für alle Gruppenmitglieder sichtbar, geschehen. Auch hier eignen sich Flipchart, Tafel oder ein großes Blatt Papier als Visualisierungsmedium.

Anwendungsbeispiel

Fallschilderung

Die Hebammenschülerin Frau F. hat das Gefühl, unter starkem Stress zu stehen und dem nicht mehr lange Stand halten zu können. Sie fühlt sich völlig ausgelaugt, kann nicht mehr richtig schlafen und hat oft Kopf- und Rückenschmerzen.

Nachfragen

Auf die Nachfrage, was sie bereits selbst zur Stressreduzierung unternommen hat, erklärt Frau F., dass sie es schon mit Entspannungsübungen versucht hat. Aber darauf kann sie sich nicht einlassen und das Gefühl, sich entspannen zu müssen, hätte es nur noch schlimmer gemacht. Um überhaupt einschlafen zu können, nimmt sie Baldriantropfen.

Methodenentscheidung

Nach dieser Schilderung schlägt ihre Beratungsgruppe das Rollen-Hut-Modell zur Bearbeitung vor. Im ersten Schritt soll Frau F. in einen leeren Rollenhut all die Rollen eintragen, die ihr spontan einfallen. An erster Stelle nennt sie die Schülerinnenrolle, dann die Rolle „Arbeitnehmerin". Das fällt ihr leicht, weil sie diese Rollen gerade ausfüllen muss. Frau F. lebt noch bei ihrer Familie, daher fallen ihr schnell die Rollen ein, die sie in der Familie innehat: „Schwester", „Tochter" und „Enkelin". Sie hat einen großen Freundeskreis, also ist sie auch „Freundin". Und dann gibt es auch noch Frau F. („Ich") selbst. Die „Ich-Rolle" steht für Zeit und Energie, über die frei verfügt werden kann.

Die vorläufige schriftliche Fixierung erlaubt, abgesehen von der Selbstreflexion über die eigenen Rollen und deren Anzahl, in der Auswertung zusätzlich eine Diagnose der Rollenrangfolge.

Je mehr Rollen jemand hat, umso höher wird in der Regel die Belastung. Diese hängt jedoch nicht nur davon ab, wie viele Rollen jemand hat, sondern auch davon, wie er sie ausfüllen und leben kann. Daher

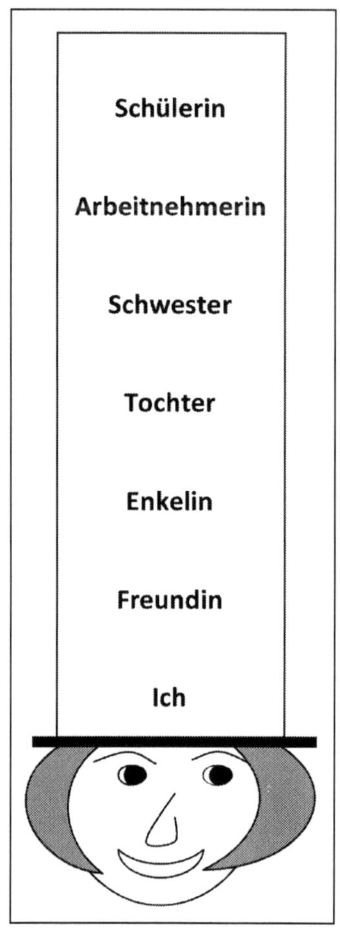

Abb. 5: Rollendokumentation

folgt im zweiten Schritt die grafische Verteilung der Rollen entsprechend ihres Anteils an der Gesamtenergie innerhalb der vorgegebenen Fläche im Hut. Das Vorgehen entspricht einer qualitativen Selbstbeschreibung, sodass der entstandene Hut den momentanen Ist-Zustand wieder spiegelt.

Die grafische Verteilung der Rollen fällt Frau F. deutlich schwerer als die reine Niederschrift. Da ihr nur die begrenzte Fläche zur Verfügung steht, beginnt sie mit der Rolle, die ihr derzeit am wichtigsten erscheint und die am meisten Zeit einnimmt: Es ist die Rolle der „Enkelin".

In der **Auswertung** *erklärt Frau F. auf die Frage, warum sie mit dieser Rolle begonnen hat, dass Ihr Großvater vor einem halben Jahr einen Schlaganfall erlitten hat und nun pflegebedürftig ist. Sie unterstützt ihre Großmutter täglich bei der Pflege. Sie fühlt sich auch sehr in der Verantwortung, weil sie „der einzige Profi" in der Familie ist, und alle sich auf sie verlassen. Für diese Rolle wird viel Energie und Zeit verbraucht, die an anderer Stelle eingespart werden muss. Frau F. hat dafür die Zeit als „Schwester" im Subsystem Familie sehr reduziert.*

Eine weitere Rolle, die viel Zeit und Energie in Anspruch nimmt, ist die der „Arbeitnehmerin". Frau F. erzählt, dass sie momentan auf einer inneren Station eingesetzt ist. Dort liegen zurzeit etliche schwerstpflegebedürftige Patienten, und die notwendigen Arbeiten sind kaum in der

Dienstzeit zu schaffen. Da alle Überstunden machen, wird das auch von ihr erwartet. Die vorgesehene praktische Anleitung kann aus Zeitmangel gar nicht stattfinden. Weil sie durch die Arbeitsbelastung in der Familie und in der Ausbildung oft erschöpft ist, hat sie kaum noch Zeit für ihre Freunde.

Um die Organisation des täglichen Lebens muss sich Frau F. nicht kümmern, denn Einkaufen, Kochen, Waschen sind Tätigkeiten, die von ihrer Mutter für sie noch übernommen werden. Trotzdem ist die „Ich-Rolle" im Hut kaum zu erkennen. Zeit zum Regenerieren bleibt nach dieser Darstellung kaum.

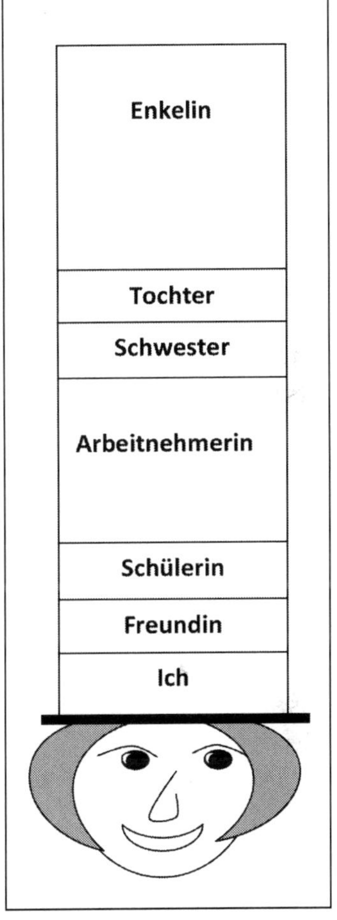

Abb. 6: Ist-Hut

Da durch die visuelle Begrenzung die faktische Begrenzung von Energie simuliert wird, wird bereits beim Einzeichnen der Flächen bewusst, wie viel die einzelnen Rollen jeweils im eigenen Energiehaushalt einnehmen. Es gelingt der ratsuchenden Person nicht, sich von dieser Selbsteinschätzung zu distanzieren[72]. Daher eignet sich dieses Verfahren auch außerhalb einer Beratungssitzung für die individuelle Anwendung. Die Arbeitspapiere 9/1 und 9/2 sind auch für diesen Zweck konzipiert worden.

Ein weiterer Effekt dieser methodischen Variante besteht darin, dass Interrollenkonflikte aufgedeckt werden können. Bei einem Inter-

72 vgl. Ehinger, Hennig 1997, S. 92

rollenkonflikt geht es um die verschiedenen Rollen, die eine Person gleichzeitig innehat. Sie können sich ergänzen, jedoch stehen sie sich sehr oft im Weg.

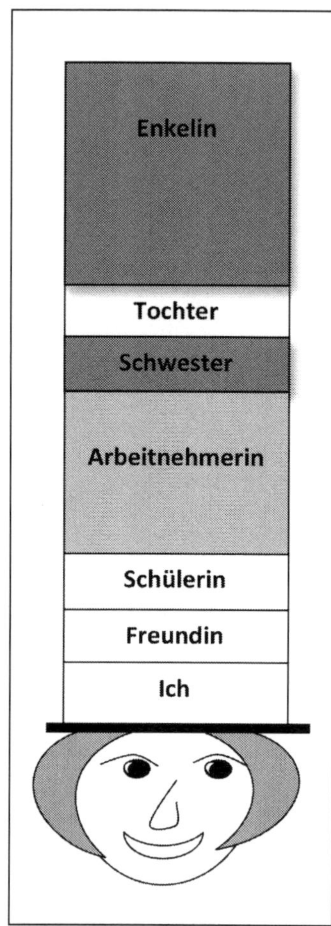

Abb. 7: Rollenkonflikte

Betrachten wir den Ist-Hut von Frau F. unter dem Aspekt „Interrollenkonflikte": Die Rolle, die am meisten Zeit und Energie kostet, ist die der „Enkelin". Von Seiten der Familie, insbesondere von der Großmutter, wird von Frau F. erwartet, dass sie bei der Pflege mithilft. Frau F. berichtet, dass für die Erfüllung dieser Rolle die Zeit als „Schwester" deutlich knapper geworden ist. Dass diese Rolle aber von großer Bedeutung für Frau F. ist, können wir im Vergleich zu dem Rollenhut sehen, in dem die Rollen der Reihe nach aufgeschrieben wurden. Hier ist die Rolle „Schwester" an erster Stelle im Subsystem Familie genannt. Eine weitere zeit- und energieintensive Rolle ist die der Arbeitnehmerin. Dass die Kraftreserven nicht mehr ausreichen, hat sich bereits in den Noten niedergeschlagen. Die letzten Klausuren waren nur noch ausreichend und in der Praxis kommt auch zunehmend Kritik.

Es besteht für Frau F. also zumindest in zwei Ebenen ein Interrollenkonflikt: Auf familiärer Ebene besteht ein Konflikt zwischen den Rollen „Enkelin" und „Schwester", in der Ebene Ausbildung zwischen den Rollen „Arbeitnehmerin" und „Schülerin".

Das Visualisieren der Vielfältigkeit der Rollen, das Visualisieren der aus der Vielzahl der Rollen resultierenden Interrollenkonflikte und das Visualisieren des begrenzten Energiehaushaltes trägt zum einen zur Psychohygiene bei, zum anderen kann der eigene Leistungsanspruch relativiert werden. Diese Vorgehensweise erleichtert es der ratsuchenden Person *eine Entscheidung darüber zu treffen, ob eine Umverteilung stattfinden soll oder nicht.* Dabei kann die Gruppe durch entsprechende Fragen unterstützend wirken. Die Reflexion des Ist-Hutes erfolgt unter den Gesichtspunkten:

- Wie zufrieden bin ich mit meinem Rollenhut?
- Fehlt eine Rolle (z. B. Ich-Hut)?
- In welcher Reihenfolge wurden die Rollen ausgeschrieben/eingezeichnet?
- Welche Rolle war am leichtesten einzuzeichnen, welche am schwersten?
- Wie lange werden die Energiereserven unter diesen Bedingungen wohl noch reichen?

Auswertungsvariante:

Ist die Reflexion des Rollenhutes wie oben aufgeführt nicht ausreichend für die ratsuchende Person, kann ergänzend zu dem *Ist-Hut* ein *Wunsch-Hut* erstellt werden[73]. Der Vergleich zwischen *Ist-Hut* und *Wunsch-Hut* ist die Basis für die Reflexion bezüglich:

- Welche Veränderungen in der Rollenverteilung müssten geschehen, um Wohlbefinden herzustellen?
- Aus welcher Rolle kann Energie geschöpft werden?
- Welche Möglichkeiten der Umverteilung ergeben sich? (Wer würde wie reagieren? Was würde dann passieren?)
- Welche Rolle lässt sich am ehesten verkleinern, welche am schwersten?

73 vgl. Ehinger, Hennig 1997, S. 91

Arbeitspapier 9/1: Rollenhut

Welche Rollen machen Sie aus?

Jeder Mensch hat verschiedene Rollen inne. Sie haben jetzt Gelegenheit, Ihren Rollenhut zu beschriften. Bitte schreiben Sie die Rollen, die Ihnen einfallen, der Reihe nach untereinander auf.

Arbeitspapier 9/2: Rollenhut

Zur Verteilung Ihrer Rollen

Sie haben jetzt Gelegenheit, Ihren Rollenhut so zu zeichnen, dass Ihre Rollen, entsprechend ihrer derzeitigen Bedeutung, angemessen Platz im Rollenhut bekommen. Beachten Sie bitte, dass Sie den Rollenhut nicht erweitern dürfen; Sie müssen mit der vorgegebenen Fläche auskommen.

2.4.9 Sitzung 10: Beratung mittels der Methode System-Struktur-Zeichnung *(90 Minuten)*

Die *System-Struktur-Zeichnung* ist ein Instrument, das die Strukturen, Grenzen und Hierarchien einer Gruppe visuell darlegt. Sie ermöglicht die Analyse von auftretenden Problemen und begünstigt die Entwicklung von Ideen zur Veränderung.

Ziele und Intention

Durch die Anwendung der Methode System-Struktur-Zeichnung lernen die Gruppenmitglieder Strukturen, Grenzen und Hierarchien einer Gruppe zu analysieren. Sie können die eigene Rolle innerhalb einer Gruppe einordnen und erkennen mögliche Konflikte. Alles in allem wird der *„diagnostische Blick“* im Hinblick auf die bereits vorhandenen Strukturen geschult und kann prinzipiell die Anpassung in neue Gruppen erleichtern.

Für die Arbeit in der *Kollegialen Beratung* ist dieses Instrument besonders geeignet, um eine anschauliche Übersicht über die am Problem beteiligten Personen und Systeme zu erhalten, hierarchische Verhältnisse und Rangpositionen in einer Gruppe sowie die Beziehungen der einzelnen Gruppenmitglieder untereinander aufzuzeigen. Kohäsion und Distanz innerhalb einer Gruppe sowie Subsysteme und deren Grenzen werden in der Zeichnung deutlich vor Augen geführt. Konflikte und Koalitionen können identifiziert werden, wie natürlich auch die Position der ratsuchenden Person im System und deren Anteil am Problem.

Planung für die Methode System-Struktur-Zeichnung

Phase	Zum Vorgehen
Auswahl und Übernahme der moderierenden Rolle	Die anleitende Person übernimmt die Aufgaben der Moderation.
Blitzlicht	Alle Gruppenmitglieder beschreiben kurz, wie es ihnen gerade geht, und benennen ihre Anliegen. Rückfragen an die ratsuchende Person der letzten Sitzung hinsichtlich des Erfolgs bei der Umsetzung der Lösung.
Rollenverteilung	In dieser Sitzung haben alle Gruppenmitglieder eine *System-Struktur-Zeichnung* vorbereitet, sodass aus einem Pool geschöpft werden kann. Die Erfahrung zeigt, dass in dieser Sitzung mehr als nur ein Fall zur Beratung kommen kann. Möchte ein Gruppenmitglied seine *System-Struktur-Zeichnung* auf jeden Fall vorstellen, wird mit dieser begonnen.
Fallschilderung/ Problembeschreibung	Die jeweilige ratsuchende Person schildert die Situation oder den Fall während sie ihre *System-Struktur-Zeichnung* für alle sichtbar am Flipchart oder der Tafel noch einmal erstellt oder die bereits angefertigte vorstellt.
Nachfragen/ Interviewphase	Nachfragen der Gruppenmitglieder hinsichtlich der Fakten, die noch zum Verständnis fehlen.
Schlüsselfrage	Die ratsuchende Person sagt, welche Erwartungen sie an die Gruppe hat, welche Fragen geklärt werden sollen.
Methodenwahl	Für die heutige Sitzung soll die Methode *System-Struktur-Zeichnung* geübt werden.
Beratung	Die Beratung erfolgt im Stil der Methode *System-Struktur-Zeichnung.*
Entscheidung	Die ratsuchende Person zieht Bilanz und entscheidet sich für einen Weg.

Austausch	Gruppenmitglieder, die bereits ähnliche Erfahrungen gemacht haben, haben nun Gelegenheit, diese zu schildern.
Abschlussblitzlicht	Feedback aller Gruppenmitglieder hinsichtlich Inhalt und Vorgang der Beratung.
Abschluss der Sitzung	Noch offene methodische Fragen werden nach Abschluss der Beratung geklärt. Die Gruppenmitglieder werden darüber informiert, dass in der nächsten Sitzung die Methode *Reflecting Team* geübt wird. Die Gruppenmitglieder werden angeregt das Kapitel zur Methode *Reflecting Team* zu lesen und bis zur nächsten Sitzung zu überlegen, ob sie sich mit einem geeigneten Fall für die Methode *Reflecting Team* beteiligen können.

Durchführung der Beratungsmethode System-Struktur-Zeichnung

Die erste Zeichnung kann von der ratsuchenden Person bereits vorbereitet sein oder wird parallel zur Fallschilderung und Interviewphase entwickelt. Für die Besprechung sollte sie für alle Gruppenmitglieder sichtbar sein, ebenso eine mögliche Weiterentwicklung der *System-Struktur-Zeichnung*. Es empfiehlt sich, entweder eine Wandtafel, einen Overheadprojektor oder ein Flipchart zu benutzen. Sind diese Utensilien nicht vorhanden, reicht auch ein ausreichend großes Papier, das für alle sichtbar auf dem Boden liegt.

Anhand von Symbolen (s. Abb. 8) wird das problematische System aufgezeichnet. Dabei werden die Symbole immer gleich verwendet: Um eine Geschlechterzuordnung vorzunehmen, werden die Symbole *Viereck* für männliche und *Kreis* für weibliche Personen verwendet. Die Symbole für klare, diffuse und starre Grenzen beziehen sich auf Grenzen zwischen den verschiedenen Subsystemen (z. B. Freundschaftsgruppen innerhalb eines Stationsteams). Die Beziehungen zwischen den Personen oder auch Subsystemen werden über Linien gekennzeichnet. Eine einfache Linie steht für eine neutrale Beziehung zwischen diesen beiden Personen, eine doppelte für eine engere Beziehung und eine dreifache für ein Überengagement. Besteht ein Konflikt, wird dieser durch eine Linie angezeigt, die in der Mitte unterbrochen ist. Es wird bei den Konflikten unterschieden, ob es sich um einen offenen Konflikt handelt, oder um einen verdeckten Konflikt, der nicht angesprochen wird. Aus der vorliegenden Zeichnung ergeben sich in der Regel weitere Fragen, die im Verlauf der Beratungssitzung zu einer Erweiterung der *System-Struktur-Zeichnung* führen. Aus der vollendeten *System-Struktur-Zeichnung* lassen sich Schlussfolgerungen über das Funktionieren des Systems ziehen[74].

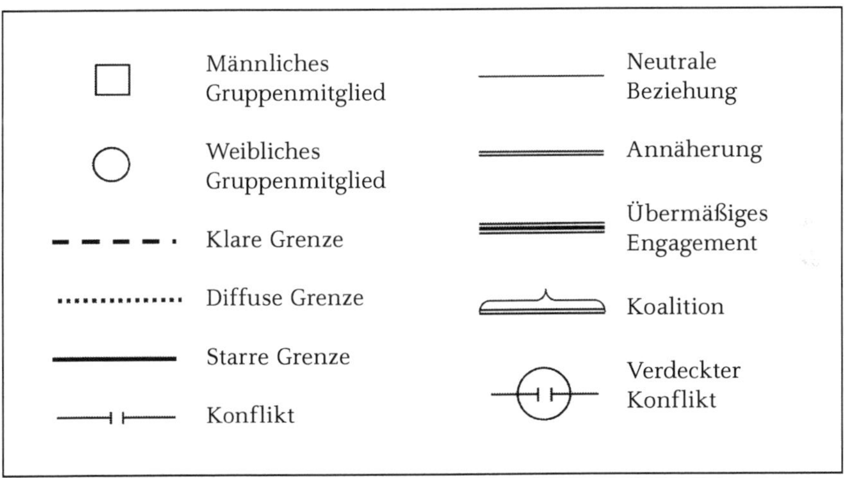

Abb. 8 : Symbole für eine System-Struktur-Zeichnung

74 vgl. Ehinger, Hennig 1997,S. 76; v. Schlippe 1995, S. 56; Joraschky 1996, S. 317ff.

Anwendungsbeispiel

Fallschilderung

Frau K. berichtet in einer Beratungssitzung von ihrem Problem mit einer examinierten Kollegin D., mit der sie seit dem Einsatzwechsel vor vier Wochen zusammenarbeiten muss. Sie hatte bereits im Vorfeld des Einsatzes von anderen Schüler/innen gehört, dass diese Kollegin sehr launisch sei und ihre Launen oft an den Auszubildenden auslasse.

Frau K. ist sehr gewissenhaft und möchte alles richtig machen. Sie ist im ersten Ausbildungsjahr und dies ist erst ihr zweiter praktischer Einsatz. Auf ihrer ersten Station hat es ihr sehr gut gefallen. Sie ist gut angeleitet worden und der Umgang untereinander war freundlich und zugewandt. Trotzdem ist sie noch recht unsicher, was die Durchführung der pflegerischen Tätigkeiten angeht. Sie wünscht sich auch auf ihrer neuen Station Anleitung und Feedback von ihren examinierten Kolleginnen, sodass sie die Probezeit bestehen kann.

Seit Beginn des Einsatzes fühlt sich Frau K. von Kollegin D. ungerecht behandelt. Sie ist bereits dazu übergegangen, immer genau zu erfragen, was zu tun ist und welche Aufgaben sie übernehmen soll. Trotzdem kommt es immer wieder zu Auseinandersetzungen mit Kollegin D. In einem Gespräch mit der Stationsleitung über ihre ungünstige Lern- und Arbeitssituation auf dieser Station, zeigte die Stationsleitung zwar Anteilnahme, unternimmt aber nichts, um den Zustand für die Schülerin zu verändern. Nur die Kollegin A ist nett zu Frau K. und nimmt sich auch mal Zeit für eine Anleitung.

Nachfragen

Die Schicht, in der die Schülerin überwiegend arbeitet, besteht aus fünf festen Stationsmitarbeiterinnen und einem Schüler aus dem dritten Ausbildungsjahr. Die Stationsleitung ist sehr auf Harmonie bedacht und versucht es allen recht zu machen. Konflikten geht sie eher aus dem Weg. Sie ist mit den Kolleginnen B und C befreundet, sodass die Drei eine Sonderstellung innerhalb der Stationsgruppe einnehmen. Dieser Koalition ist es zu verdanken, dass sich die Kollegin D. gegenüber den Kolleginnen B. und C. zurückhält. Das Harmoniestreben der Stationsleitung wiederum veranlasst die Kolleginnen B. und C., sich ihrerseits nicht einzumischen.

Kollegin A. arbeitet bereits seit fünf Jahren in dem Krankenhaus, ist aber aufgrund personeller Umstrukturierungen erst seit einem Jahr auf dieser Station eingesetzt. Sie hat zu allen Mitarbeiterinnen eine eher neutrale Beziehung, was sich sowohl auf die bereits seit Jahren bestehende Gruppenkonstellation als auch auf ihre reduzierte wöchentliche Arbeitszeit von 20 Stunden zurückführen lässt.

Für den Schüler Herr Z. aus dem dritten Ausbildungsjahr ist diese Ausbildung bereits seine Zweite. Seine erste Ausbildung als Krankenpflegehelfer hat er vor vier Jahren erfolgreich abgeschlossen. Im Anschluss daran hat er bis zum Beginn der Ausbildung zum Gesundheits- und Krankenpfleger in einem anderen Krankenhaus als Krankenpflegehelfer gearbeitet. Diese Berufserfahrung kommt ihm jetzt zugute.

Auswertungsphase

Die Kollegin A. zeigt deutlich Sympathie Frau K. gegenüber. Zwischen der Schülerin und Kollegin A. besteht eine enge Verbindung und ein Bündnis gegenüber der examinierten Kollegin D.. Das wird auch in der System-Struktur-Zeichnung (Abb. 9) deutlich.

Ebenfalls zeigt sich die Sonderstellung der Kolleginnen B., C. und der Stationsleitung anschaulich. Die Grenze dieses Subsystems gegenüber den anderen Mitarbeitern der Station ist klar. Die Kolleginnen B. und C. verhalten sich gegenüber Frau K. neutral. Allerdings besteht seit dem Gespräch zwischen Frau K. und der Stationsleitung ein verdeckter Konflikt. Frau K. ist enttäuscht über das Verhalten der Stationsleitung, will aber kein weiteres Gespräch initiieren. Sie befürchtet, dass sie dann in ihrer Stationsbeurteilung eine ungünstige Bewertung bekommen würde.

Deutlich zeigt sich auch, dass die Kollegin D. von ihren Kolleginnen isoliert ist und nur eine Außenseiterposition in dieser Gruppe einnimmt. Die einzige Verbindung besteht zur Stationsleitung, die sie aber auch nur distanziert aufrecht hält. Sie fühlt sich abgelehnt und unwohl.

Herr Z. aus dem dritten Ausbildungsjahr nimmt nur eine Randposition ein. Er verhält sich gegenüber allen Mitarbeiterinnen eher neutral und etwas distanziert. Mit diesem Verhalten wirkt er bestenfalls ausgleichend auf die Gruppe.

Die Führungsschwäche der Stationsleitung wirkt sich destruktiv für die gesamte Gruppe aus. Das äußert sich z. B. in der Einschüchterung schwächerer Gruppenmitglieder, insbesondere der Schüler/innen. Früher oder später kommt es zum Zerfall der Gruppe, der sich beispiels-

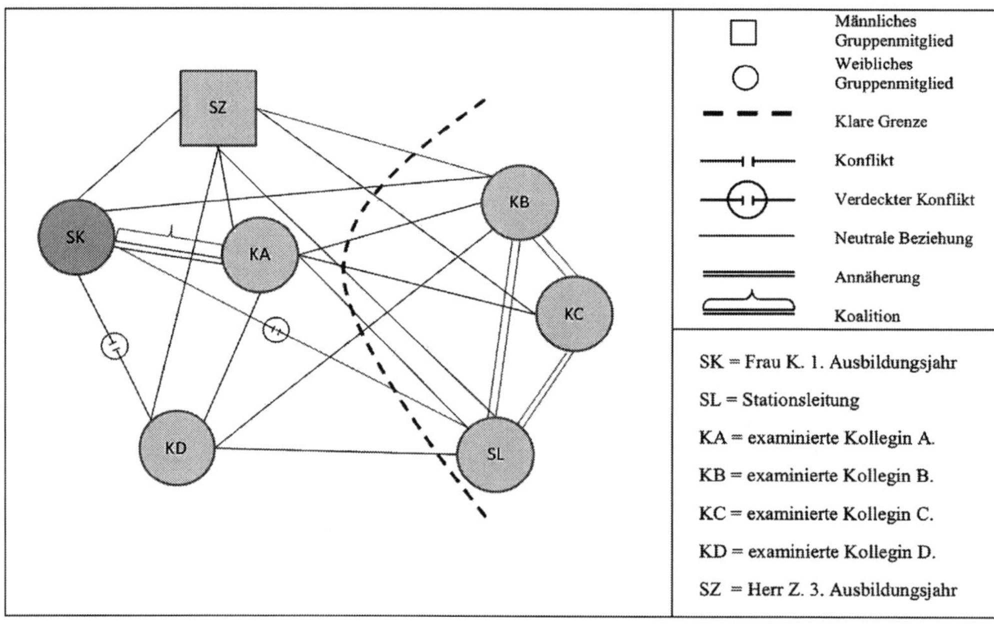

Abb. 9: System-Struktur-Zeichnung Fallbeispiel

weise in Cliquenbildung und zunehmenden Rivalitäten äußern kann und oft dazu führt, dass Gruppenmitglieder die Gruppe verlassen.

Ist die Analyse auf der visuellen Ebene nicht ausreichend, ist es oft hilfreich für den Ratsuchenden, die aufgezeichnete *System-Struktur-Zeichnung* als Skulptur zu stellen (s. 7. Sitzung). Durch die Skulpturarbeit werden die Beziehungen sowohl sichtbar, als auch fühlbar.

2.4.10 *Sitzung 11: Beratung mittels der Methode* Reflecting Team *(RT) (90 Minuten)*

Der Ursprung dieser Methode findet sich im Mailänder Modell der systemischen Familientherapie (Mara Selvini Palazzoli, Luigi Boscolo, Gianfranco Cecchin, Guiliana Prata). Tom Andersen (1990) entwickelte daraus die Methode des *Reflecting Teams* (RT), worauf alle neueren und verfeinerten Varianten zurückzuführen sind. So finden Varianten des Reflecting Teams heute beispielsweise auch im Zusammenhang mit Ausbildung und im Kontext von *Kollegialer Beratung* Anwendung.

Ziele und Intentionen

Das Reflecting Team wird eingesetzt, um durch die Nutzung der Beobachterperspektive den Raum für Lösungen zu erweitern und Veränderungen in Gang zu bringen. Aus der distanzierten Beobachterposition kann die Fallschilderung für die Mitglieder des Reflecting Teams anders, eventuell widersprüchlich oder entgegengesetzt wahrgenommen werden.

Die Teilnehmenden erleben, wie aus gerade dem Zusammenspiel der unterschiedlichen Beobachterperspektiven Ressourcen aktiviert, neue Perspektiven entwickelt und Handlungsmöglichkeiten eröffnet bzw. erweitert werden können. Es ist also ausdrücklich erwünscht und hilfreich, wenn die Perspektiven möglichst vielfältig sind. Die multiplen Beobachtungen werden in dem sogenannten *Metalog* wertschätzendend mitgeteilt.

Planung für die Methode Reflecting Team

Phase		Zum Vorgehen
1	Auswahl und Übernahme der moderierenden Rolle	Die anleitende Person übernimmt die Aufgaben der Moderation.
2	Blitzlicht	Alle Gruppenmitglieder beschreiben kurz, wie es ihnen gerade geht, und benennen ihre Anliegen. Rückfragen an die ratsuchende Person der letzten Sitzung hinsichtlich des Erfolgs bei der Umsetzung der Lösung.
3	Rollenverteilung	Da in dieser Sitzung die Methode des *Reflecting Teams* geübt werden soll, wird zunächst festgelegt, welches Gruppenmitglied die Rolle der beratenden Person im Beratungsteam übernimmt. Die anderen Gruppenmitglieder sind Mitglieder des Reflecting Teams.
4	Fallschilderung/ Problembeschreibung	Die ratsuchende Person schildert die Situation oder den Fall, für die sie eine Lösung sucht
5	Nachfragen/ Interviewphase	Nachfragen der beratenden Person hinsichtlich der Fakten, die noch zum Verständnis fehlen.
6	Schlüsselfrage	Die ratsuchende Person sagt, welche Erwartungen sie an die Gruppe hat, welche Fragen geklärt werden sollen.
7	Methodenwahl	Für die heutige Sitzung soll die Methode *Reflecting Team* geübt werden.
8	Beratung	Die Beratung erfolgt im Stil der Methode *Reflecting Team.*
9	Entscheidung	Die ratsuchende Person zieht Bilanz und entscheidet sich für einen Weg.
10	Austausch	Gruppenmitglieder, die bereits ähnliche Erfahrungen gemacht haben, haben nun Gelegenheit, diese zu schildern.

11	Abschlussblitzlicht	Feedback aller Gruppenmitglieder hinsichtlich Inhalt und Vorgang der Beratung.
	Abschluss der Sitzung	Noch offene methodische Fragen werden nach Abschluss der Beratung geklärt. Da dies die letzte geplante Sitzung des Methodentrainings ist, wird am Ende dieser Sitzung das weitere Vorgehen besprochen, z. B.: Wie oft trifft sich die Gruppe? Wo trifft sich die Gruppe? Was ist, wenn die Gruppe einmal ein Problem nicht allein lösen kann? etc.

In der *Kollegialen Beratung* eignet sich die Methode besonders für Situationen, in denen ein zusätzlicher Blickwinkel hilfreich erscheint. Das kann z. B. bei der Überprüfung oder Präzisierung von Zielen der Fall sein.

Durchführung der Beratungsmethode Reflecting Team

Wenn die Entscheidung für die Methode *Reflecting Team* gefallen ist, wird zunächst festgelegt, welches Gruppenmitglied die Funktion der beratenden Person übernimmt. Ratsuchende und beratende Person bilden dann gemeinsam das sogenannte *Beratungsteam.* Alle Anderen sind Mitglieder des Reflecting Teams und sitzen etwas abseits. Diese räumliche Trennung hebt auch die unterschiedlichen Aufgaben hervor. Wichtig ist, die Position des Reflecting Teams so zu wählen, dass das Beratungsgespräch gut beobachtet werden kann.

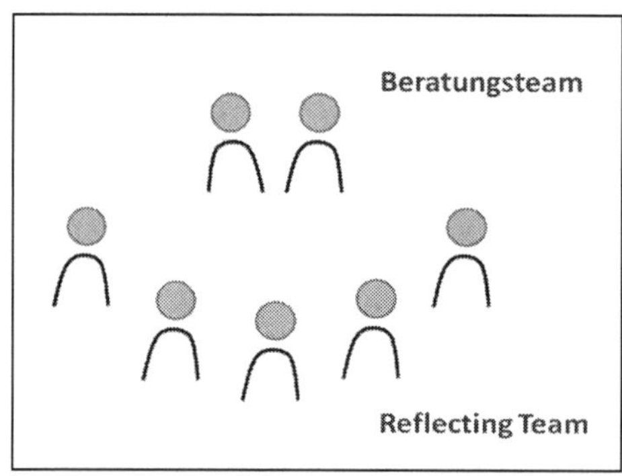

Auch im Reflecting Team wird eine moderierende Gesprächsleitung bestimmt.

Während der Anleitungsphase kann die anleitende Person diese Rolle übernehmen. Sie achtet auf die Einhaltung der Regeln, benennt die Aufgaben für die Teammitglieder und behält die zeitliche Begrenzung im Blick.

Anwendungsbeispiel

Die Beratung mittels *Reflecting Team* verläuft in (drei) Phasen: Zu Beginn findet ein Gespräch zwischen beratender und ratsuchender Person im Beratungsteam statt. Während dieses Gesprächs erhält die ratsuchende Person zunächst die Gelegenheit, ihr Anliegen ausführlich zu erzählen.

Fallschilderung

Frau K. ist 32 Jahre alt und hat ihre Ausbildung als Ergotherapeutin vor zehn Jahren abgeschlossen. Seitdem ist sie in einer Klinik mit großer neurologischer Abteilung tätig. Die Arbeit mit den Patienten ist abwechslungsreich und stellt sie vor immer neue Herausforderungen. Trotzdem hat sie sich in letzter Zeit vermehrt Gedanken über ihre berufliche Zukunft gemacht. Sie möchte sich gern weiter entwickeln und hat darüber nachgedacht, ein Studium aufzunehmen. Im Moment ist sie zwiegespalten: Zum einen hat sie einen sicheren Arbeitsplatz, der ihr Spaß macht, zum anderen sucht sie nach neuen intellektuellen Herausforderungen. Sie kann sich gut vorstellen in der theoretischen Ausbildung tätig zu sein, und dafür ist ein Studium langfristig unabdingbar.

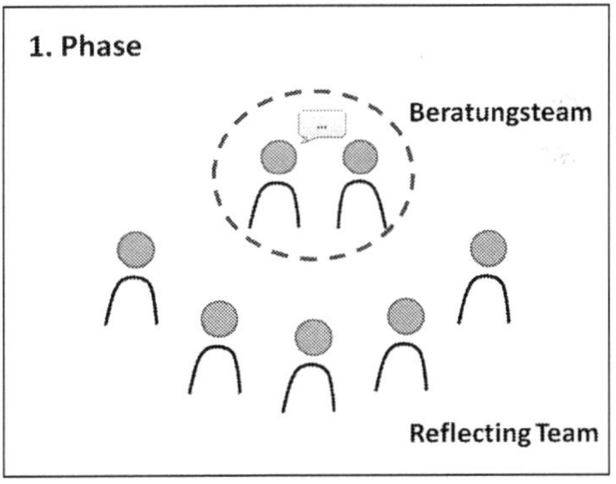

So ein Studium stellt Anforderungen und sie ist unsicher, ob sie denen gerecht werden kann.

Nach Abschluss der Schilderung stellt die beratende Person Fragen. Dabei kann es sich um Fragen nach zusätzlichen Informationen handeln, aber auch nach Ressourcen, bisherigen Lösungsversuchen, usw. (vgl. hilfreiches Fragen).

Auf die Frage, was für sie in der Beratung heute ein gutes Ergebnis wäre, antwortete Frau K., dass sie Klarheit für eine Entscheidung bekommen möchte, ob sie ein Studium aufnehmen soll.

Nachdem so der Auftrag an die Gruppe formuliert ist, regt die beratende Person Frau F. an, einen Blick in die Zukunft zu wagen: „Stell dir mal vor, wir treffen uns in einem Jahr hier wieder. Was hat dann gerade deine größte Aufmerksamkeit?" Frau F. vermutet, dass das Studium wahrscheinlich ihre größte Aufmerksamkeit hat. Sie hat sich bereits ausführlich über verschiedene Studiengänge informiert und sich für ein berufsbegleitendes Fernstudium erfolgreich beworben. Sie muss sich nur noch immatrikulieren.

Die beratende Person äußert sich erstaunt darüber, welche konkreten Schritte Frau K. bereits unternommen hat. Deshalb fragt sie, ob Frau K. Hindernisse sieht, die ihr im Weg stehen, und ob es bereits Ideen gibt, diese zu überwinden.

Für Frau K. ist das größte Hindernis, das sie, um den Anforderungen gerecht zu werden, ihre wöchentliche Arbeitszeit vermutlich für die Dauer des Studiums reduzieren muss. Mit einer Stundenreduzierung sind finanzielle Einbußen verbunden. Frau K. lebt allein und kann nicht mit finanzieller Unterstützung durch einen Partner oder vonseiten ihrer Familie rechnen. Ihr Arbeitgeber ist sehr an der Fort- und Weiterbildung seines Personals interessiert und hat schon gelegentlich einen Teil der Kosten übernommen. Vielleicht trifft das auch für ihren Fall zu. Allerdings hat eine Kostenbeteiligung des Arbeitgebers in der Regel auch eine, zwar zeitlich begrenzte, aber weitere vertragliche Verpflichtung zur Folge.

Außerdem sieht sie auch eine Schwierigkeit in ihrer mangelnden Lernpraxis. Ihre Ausbildung liegt ja schon einige Jahre zurück und deshalb macht sich Frau K. Sorgen, ob sie den Anforderungen des Studiums gerecht werden kann. Also hat sie sich schon darüber informiert, welche Unterstützung die Hochschule für Studierende z. B. beim Anfertigen von schriftlichen Arbeiten oder bei der Vorbereitung einer Prüfung anbietet. In einem Präsenzstudium ist die betreuende Hilfestellung direkt vor Ort gegeben. Ob es vergleichbare Hilfe im Fernstudium gibt, konnte Frau K. noch nicht in Erfahrung bringen.

Während dieser Interviewphase beobachten die Mitglieder des Reflecting Teams das Geschehen im Beratungsteam und hören aufmerksam zu. Insgesamt kann diese Beratungssequenz 15 bis 45 Minuten dauern.

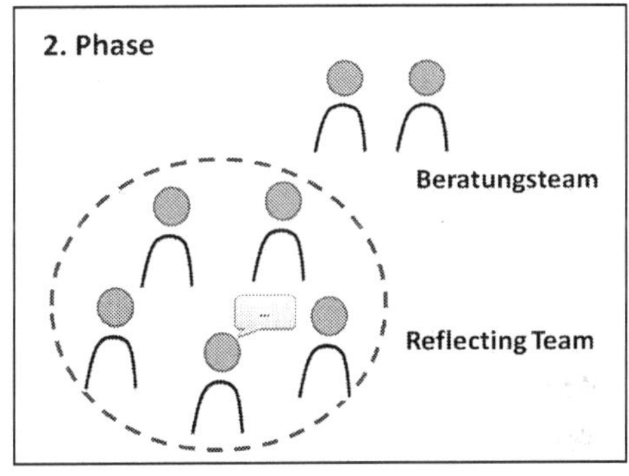

Wenn das Gespräch im Beratungsteam beendet ist, übergibt die beratende Person an das Reflecting Team. Hier wird nun über einen Zeitraum von 10 bis 15 Minuten darüber gesprochen, was zuvor gesagt und gehört wurde, welche Empfindungen ausgelöst wurden.

Die Aufgabe des Reflecting Teams besteht darin, aus den unterschiedlichen Wahrnehmungen möglichst viele neue ressourcenorientierte Ideen zur Fallbearbeitung zu entwickeln. Die Vielfalt der unterschiedlichen Wahrnehmungen und Deutungen dienen der Erweiterung von Perspektiven und Lösungsmöglichkeiten. Aus diesem Grund ist jedes Mitglied des Reflecting Teams eingeladen, seine subjektiven Beobachtungen in wertschätzender Form auszudrücken. Negative, abwertende oder bewertende Aussagen wie „richtig" bzw. „falsch", sollten vermieden werden.

Die Gesprächsleitung eröffnet die Runde im Reflecting Team und erinnert evtl. kurz an die Regeln.

Gleich zu Beginn des Gesprächs wird festgestellt, wie reflektiert die Überlegungen hinsichtlich des Studiums von Frau K. ausgeführt worden sind. Ergänzend beschreiben die Mitglieder des Reflecting Teams, welche Veränderung sich sowohl in der Körperhaltung als auch der Stimme von Frau K. vollzogen hat, während sie von ihren Überlegungen berichtete. Alle bestätigen, wie umfassend die Informationssammlung von Frau K. bereits ist. Insbesondere sei im Vorfeld schon gut überlegt, welche Hürden möglicherweise auftreten können. Dass Frau K. auch schon Überlegungen angestellt hat, wie diese möglichen Schwierigkeiten gemeistert werden können, wird noch einmal extra hervorgehoben.

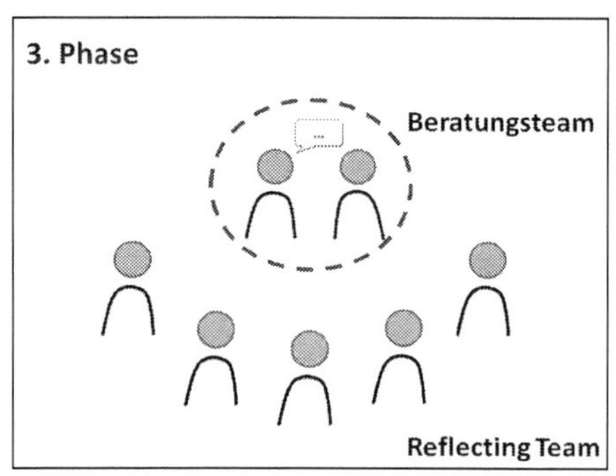

Der abschließende Kommentar beinhaltet die Hypothese, dass die Entscheidung (bereits) gut durchdacht ist, das Studium berufsbegleitend zu beginnen.

Nach Beendigung des Gesprächs im Reflecting Team wird wieder an das Beratungsteam abgegeben. Die beratende Person gibt der ratsuchenden Person Gelegenheit, sich zu dem gerade Gehörten zu äußern. Dabei kann sie unterstützen, indem sie die ratsuchende Person beispielsweise fragt:

- Wozu möchten Sie etwas sagen?
- Was war besonders eindrücklich?
- Was möchten Sie gern mitnehmen?
- Fehlt etwas?
- Gab es etwas, das besonders hilfreich war?
- War etwas dabei, worüber Sie weiter sprechen/nachdenken möchten?

Auch hier ist wieder ein Zeitraum von 10 bis 15 Minuten vorgesehen. Am Ende kann die ratsuchende Person noch einmal Bilanz ziehen, welche Erkenntnisse sie aus der Reflektion gewonnen hat.

Frau K. dankt dem Reflecting Team und erklärt, ihr sei im Verlauf der Beratung klar geworden, dass sie sich bereits für ein berufsbegleitendes Fernstudium entschieden habe. Sie will ihren Arbeitgeber schnellstmöglich über ihre Pläne informieren. Auch wenn das Fernstudium berufsbegleitend angeboten wird, wird sie ihre wöchentliche Arbeitszeit mit Beginn des Studiums zunächst auf 30 Stunden reduzieren. Die Kosten für das Studium möchte sie selbst tragen, um keine Abhängigkeit vom Arbeitgeber zu erzeugen.

Regeln für das reflektierende Team

- Jedes Team (Beratungsteam oder Reflecting Team) unterhält sich nur untereinander, es findet keine Interaktion mit dem jeweils anderen Team statt.
- Mitglieder des Reflecting Teams formulieren ihre Aussagen wertschätzend.
- Erklärungen oder/und Beobachtungen von Verhaltensweisen sollten beschreibend formuliert werden. („Mir ist aufgefallen, dass ..." oder „Ich habe gesehen ...").
- Fragen sollten als Möglichkeiten formuliert werden („Könnte es sein, dass...?").
- Beobachtungen werden als Angebote verstanden, um neue Lösungen zu kreieren.
- Es geht darum, möglichst vielfältige Perspektiven zu entwickeln. Daher sind abweichende Meinungen willkommen und Differenzen werden wertschätzend als Anregung zum weiteren Nachdenken betrachtet.
- Es werden keine Ratschläge gegeben.

Hinweise für die Durchführung

In der Literatur wird z. B. von Herwig-Lempp[75] vorgeschlagen, einen Innen- und einen Außenkreis zu bilden, indem das jeweils aktive Team (Beratungsteam oder Reflecting Team) im Innenkreis sitzt. Für welche Anordnung sich eine Gruppe entscheidet, kann von der zu Verfügung stehenden Raumgröße abhängig gemacht werden.

Es ist auch möglich, dass das Beratungsteam aus der ratsuchenden Person einem Berater und einem Ko-Berater besteht. Das kann besonders, wenn eine Gruppe noch nicht oft mit dieser Methode gearbeitet hat, eine Hilfe sein. Es kann aber auch eine Behinderung darstellen, insbesondere wenn die Aufgabenverteilung der beiden Berater nicht eindeutig geklärt ist.

75 2004, S. 149

3 Erfahrungen mit dem Anleitungsprogramm

Die nachfolgenden Ausführungen beruhen sowohl auf Beobachtungen, die ich sammeln durfte, als auch auf Informationen, die aus den Rückmeldebögen der Evaluation des Programms oder aus Berichten von Teilnehmenden stammen.

Anleitung durch eine lehrende Person

Große Bedenken hatten die Auszubildenden und Studierenden natürlich im Hinblick darauf, was die Lehrende mit den Informationen macht, die sie während der Trainingsphase von den Gruppenmitgliedern erhält. Die Frage, ob es sich nachteilig auswirkt, wenn sie ein reales Problem schildern, haben sich sicher viele (wenn auch nicht immer öffentlich) zu Beginn gestellt. Diese Bedenken können nicht mit Worten ausgeräumt werden, das gelingt nur durch Authentizität und entsprechendes Handeln der Lehrperson.

Vorbereitung der Sitzung

Eine inhaltliche Vorbereitung der Gruppenmitglieder auf die nächste Sitzung hat sich als sinnvoll herausgestellt und ist zu empfehlen. Durch die zeitliche Begrenzung von 90 Minuten (und je nach Komplexität der Methode) kann ein erheblicher Zeitdruck entstehen, wenn die zu lernende Methode erst theoretisch eingeführt werden muss. Sind z. B. für die theoretische Einführung in die Methode und die anschließende Klärung offener Fragen schon 45 Minuten vergangen, bleiben nur noch

45 Minuten für die Durchführung einer „Sitzung“. Das wird der ratsuchenden Person mit dem geschilderten Fall nur selten gerecht.

Um sich inhaltlich vorzubereiten, wurden die Gruppenmitglieder zum Schluss einer Trainingssitzung auf die Methode hingewiesen, die in der nächsten Sitzung geübt werden sollte.

Wenn das Anleitungsprogramm in Form von Tagesseminaren durchgeführt wird, entfällt diese Vorbereitung in der Regel. Eine kurze theoretische Einführung in die Methode anhand des entsprechenden Leitfadens, ggf. mit visueller Unterstützung per PowerPoint-Präsentation, führt die Teilnehmenden ausreichend in die Methode ein. Allerdings erfordert es von den Gruppenmitgliedern mehr Bereitschaft sich auf Unbekanntes einzulassen, als in Gruppen, die methodisch vorbereitet sind.

Erfahrungen mit den verschiedenen Methoden

- **Brainstorming**

Brainstorming wird in der *Kollegialen Beratung* zur kreativen Ideenfindung für Fragestellungen eingesetzt. Dabei wird in verschiedenen Phasen vorgegangen, deren Abfolge festgeschrieben ist. Ausgehend von der Problemschilderung werden Ideen gesammelt, sortiert und schließlich bewertet.

Die Methode *Brainstorming* war bei den Gruppenmitgliedern in den Sitzungen am beliebtesten. Die Methode kann anhand des Phasenverlaufs sehr schematisch durchgeführt werden, was die Teilnehmenden als „einfach“ beschrieben. Obendrein wurde von ihnen „nur“ erwartet, möglichst viele Ideen zu produzieren, aus denen sich die ratsuchende Person das „Richtige“ auswählen konnte. Die Verantwortung hinsichtlich der Lösungsfindung beschränkte sich also auf das Produzieren von Ideen. Außerdem war durch das klare Phasenschema der zeitliche Aufwand für die Durchführung dieser Methode für die Teilnehmenden am ehesten zu kalkulieren.

Ein weiterer Grund ist möglicherweise, dass die Gruppe durch Begriffe wie „Idee“ oder „Tipps“ in der Phase *Schlüsselfrage* die Methodenwahl schon als entschieden ansah und wie selbstverständlich die Methode *Brainstorming* wählte.[76]

Nachdem die Methode Brainstorming angeleitet und geübt war, berichteten Teilnehmende, dass sie diese nicht nur in der *Kollegialen Beratung* anwendeten. Sie übertrugen die Methode oft auf Situationen, in denen es grundsätzlich darum ging, Lösungen zu finden (wie z. B. ein Fest zu organisieren) und nicht zu debattieren.

- **Rollenspiel**

Das *Rollenspiel* ist eine der wichtigsten Beratungsmethoden. Sie kommt der Realsituation am nächsten und eignet sich einerseits besonders zur Analyse einer problematischen Interaktion, andererseits auch zum Ausprobieren von Handlungs- und Reaktionsmöglichkeiten in schwierigen oder konflikthaften Interaktionen.

Um ein *Rollenspiel* durchführen zu können, bedarf es einer guten Vorbereitung in der Gruppe. Die Spielenden benötigen eine möglichst konkrete Schilderung der Situation, Instruktionen in Bezug auf die besonderen Charakteristika der darzustellenden Person und ihres jeweils speziellen Interaktionsanteils. Im Spiel interpretiert jede mitwirkende Person die übernommene Rolle dann auf der Basis ihrer bisherigen Erfahrungen mit dieser Rolle.[77]

In der Einführungsphase mussten gerade bei dieser Methode oft Widerstände überwunden werden. Diese waren überwiegend darauf zurückzuführen, dass die Teilnehmenden mit der Unterrichtsmethode *Rollenspiel* Erfahrungen gemacht hatten, die ihnen unangenehm waren. Nicht selten konnten sie sich aber auch nicht vorstellen, dass es

---

76 vgl. Tietze 2003, S. 121
77 vgl. Meyer 1989, S. 359

möglich sein sollte, in einer nachgestellten Situation der geschilderten Realsituation nahe zu kommen.

Nachdem die Teilnehmenden die Erfahrung gemacht hatten, dass es nicht um ihr schauspielerisches Talent ging und dass mittels dieser Methode eine problematische Interaktionssituation analysiert und entsprechend alternative Handlungen ausprobiert werden können, wurde diese Methode in den selbstständig durchgeführten Sitzungen häufiger angewandt.

Aus verschiedenen Gruppen wurde zudem berichtet, dass sie oftmals mit der Methode *Brainstorming* begannen, um dann anschließend zum Rollenspiel zu wechseln. Als Begründung für dieses Vorgehen wurde angeführt, dass die Ergebnisse, die mit der Methode *Brainstorming* erzielt wurden, nicht zufriedenstellend waren oder dass die Erkenntnisse aus dem Brainstorming sicherheitshalber hinsichtlich ihrer Umsetzbarkeit ausprobiert werden sollten.

- **Skulptur**

Für die *Kollegiale Beratung* eignet sich die Methode der *Lebenden Skulptur*, da sie einfach und ohne großen Aufwand durchzuführen ist: Jede an der Skulptur beteiligte Person bekommt stellvertretend für die realen Interaktionspartner vom sogenannten *Bildhauer* eine charakteristische Mimik und Körperhaltung zugewiesen. Um die Dimension *Nähe und Distanz* zu verdeutlichen, positioniert der *Bildhauer* die Mitwirkenden der Skulptur so im Raum, dass die Beziehungen deutlich werden. Neben *Nähe und Distanz* sind auch die hierarchischen Verhältnisse von großer Bedeutung. Wichtig während der Aufbauphase ist, dass die Mitwirkenden der Skulptur nicht sprechen und die ihnen zugewiesenen Positionen, Haltungen, Gestik, Mimik und Blickrichtungen nicht verändern. Zum Schluss platziert sich der *Bildhauer* selbst in die Skulptur.

Bei dem *Skulptur*-Verfahren wird nicht miteinander gesprochen. Darin besteht ein entscheidender Vorteil, denn vielen, an Sprache gebundenen Abwehrphänomenen wie beispielsweise Intellektualisierung oder Rationalisierung wird entgegengewirkt, und die Beteiligten werden mit unmittelbarem affektivem Erleben konfrontiert.

Es zeigte sich in der Anleitungsphase manchmal, dass die Teilnehmenden das Training der Methode *Skulptur* zurückhaltender absolvierten als das aller anderen Methoden. Ein Grund dafür war sicher darin zu suchen, dass sie in der Vorbereitung auf die Trainingssitzung Kenntnis darüber erlangten, dass die ratsuchende Person ohne ausdrückliches Zutun die reale Beziehungsstruktur darstellt und einen unbewussten Einblick in emotionale Transaktionen zulässt.

Wenn abzusehen oder zu beobachten ist, dass sich die Gruppenmitglieder einer Gruppe nur zögerlich auf die Beratungssituation während der Anleitungs- und Trainingsphase einlassen, kann die Methode *Skulptur* an das Ende des Anleitungs- und Trainingsprogramms platziert werden. Die im Anleitungs- und Trainingsprogramm nachfolgenden Methoden *Rollenhut* und *System-Struktur-Zeichnung* können ohne Weiteres vorverlegt werden. In der Regel reicht dieser kleine Tausch, um das Vertrauen in der Gruppe so reifen zu lassen, dass in einer späteren Sitzung des Trainings die Methode *Skulptur* ohne Ressentiments angeleitet und geübt werden kann.

Die Methode *Skulptur* wurde von den Teilnehmenden bei Fällen angewendet, die Machtausübung und Unterordnung zum Inhalt hatten. Ebenso typisch für die Methodenwahl *Skulptur* waren Fälle, in denen das professionelle Gleichgewicht von Nähe und Distanz zwischen ratsuchender Person und Patienten nicht (mehr) aufrechterhalten werden konnte.

- **Rollenhut**

Der Ursprung des Rollenhut-Modells geht auf die symbolischen Rollenhüte von Virginia Satir[78] zurück. Davon ausgehend, dass jeder Mensch eine Anzahl von Rollen innehat, diese aber nicht alle gleich-

78 vgl. Satir 1999, S. 244ff.

zeitig und ständig ausfüllen kann, geht es in dieser methodischen Variante darum, herauszufinden, welche Rollen momentan im Vordergrund stehen. Es wird dabei keine Beschränkung der Anzahl von Rollenhüten vorgegeben.

Während der Anleitungs- und Trainingsphase war diese Methode bei den Teilnehmenden sehr beliebt. Sie bezeichneten sie als „einfach", „logisch" und „hilfreich". Zur Vorbereitung auf die Trainingssitzung sollten sie ihre Rollenhüte identifizieren und gemessen an ihrer aktuellen Bedeutung auf einer begrenzten Fläche verteilen. Für alle Gruppenmitglieder hatte diese Reflexion in der Vorbereitungsphase den Effekt, dass sie Probleme hinsichtlich Zeit- und Energiereserven erkannten. In der Trainingssitzung konnten alle Rollenhüte vorgestellt werden. In der Regel ergaben sich dabei ein oder zwei besonders interessante „Rollenhüte", die dann vertiefend als Übungsobjekte dienten. Es konnte aber auch geschehen, dass sich wie bei allen anderen Methoden auch ein Gruppenmitglied explizit wünschte, dass sein *Rollenhut* als Übungsobjekt ins Zentrum gerückt wurde. Da es sich dabei meistens um ein Gruppenmitglied handelte, das für sich ein Überlastungsproblem erkannt hatte, war es sinnvoll, auf diesen Wunsch einzugehen.

Nach Abschluss des Anleitungs- und Trainingsprogramms berichteten die Teilnehmenden immer wieder, dass sie das Rollenhut-Modell überwiegend allein gebrauchen, wenn sie Überlastung spüren. Sie benutzten es erst einmal als Analyseinstrument, und nur wenn das nicht ausreichend war und zu keiner Lösung führte, baten sie ihre Beratungsgruppe um Hilfe. Oft reichte aber schon die visuelle Beschreibung der Ist-Situation, um eine Strategie zu entwickeln, die es ermöglichte, eine Umverteilung der Belastungen in Angriff zu nehmen und Ausgewogenheit wieder herzustellen.

Weil die Gruppenmitglieder die „Rollenhüte" als einfache und praktikable Methode einschätzten, Überlastungen aufzudecken und (als logische Konsequenz) abzubauen, wurde die Rollenhut-Methode auch an Kollegen, Familienmitglieder oder Freunde weitergegeben.

Für ihre Arbeit mit Patienten oder deren Angehörige nutzten die Teilnehmenden ihr Wissen um die Rollenhüte als Reflexionsebene. Besonders hilfreich erschien es ihnen bei Beratungsgesprächen mit chronisch Kranken und deren Angehörigen. Aufgrund ihrer Kenntnisse fühlten sie sich eher in der Lage, mögliche Rollenkonflikte der beteiligten Personen zu identifizieren und das Beratungsgespräch entsprechend zu gestalten.

- **System-Struktur-Zeichnung**

Die *System-Struktur-Zeichnung* ist ein Instrument, das die Strukturen, Grenzen und Hierarchien einer Gruppe visuell darlegt. Sie ermöglicht die Analyse von auftretenden Problemen und begünstigt die Entwicklung von Ideen zur Veränderung. Darüber hinaus schult die Anwendung dieser Methode in der *Kollegialen Beratung* den *„diagnostischen Blick“* im Hinblick auf die bereits vorhandenen Strukturen und kann so die Anpassung in neue Gruppen erleichtern.

Für die Arbeit in der *Kollegialen Beratung* ist dieses Instrument besonders geeignet, um eine anschauliche Übersicht über die am Problem beteiligten Personen und Systeme zu erhalten, hierarchische Verhältnisse und Rangpositionen in einer Gruppe sowie die Beziehungen der einzelnen Gruppenmitglieder untereinander aufzuzeigen. Kohäsion und Distanz innerhalb einer Gruppe sowie Subsysteme und deren Grenzen werden in der Zeichnung deutlich vor Augen geführt. Konflikte und Koalitionen können identifiziert werden, wie natürlich auch die Position der ratsuchenden Person im System und deren Anteil am Problem.

Die teilnehmenden Personen nutzten diese Methode fast ausschließlich als Analyseinstrument, um die Strukturen, Grenzen und Hierarchien einer Gruppe zu erkennen. Aber auch dann wurde die Zeichnung nicht wirklich angefertigt. Vielmehr verwendeten sie ihr Wissen darüber, dass in jeder Gruppe verschiedene Subsysteme mit ihren Grenzen existieren, sich Koalitionen bilden und es früher oder später zu Konflikten kommt.

In den Beratungssitzungen kombinierten die Gruppenmitglieder manchmal die *System-Struktur-Zeichnung* mit der Methode *Skulptur:* Die Ist-Skulptur stellte die aktuelle *System-Struktur-Zeichnung* dar, in der Wunschskulptur wurde ausprobiert, welche Positionsmodifikationen zu positiven Veränderungen führten. Aber auch die Kombination Analyse und *Rollenspiel* wurde angewandt, um auszuprobieren, ob z. B. eine Positions- Verhaltensänderung den gewünschten Effekt erzielte.

Die Theorie der *System-Struktur-Zeichnung* fanden die Teilnehmenden besonders für die Beratung pflegender Angehöriger hilfreich, weil es ihnen leichter fiel, das Beziehungsmuster der Familienangehörigen und die Familienstruktur zu erkennen.

Im Krankenhaus gelingt es zwar selten, diese Strukturen zu erfassen. Die Betreuung und Versorgung von Patienten in ihrer häuslichen Umgebung und die Interaktion mit pflegenden Angehörigen hingegen geben Aufschluss darüber, wie das familiäre System funktioniert. Diese Erkenntnisse sind sowohl für die Beratung der Angehörigen als auch der Patienten von Wert.

- ***Reflecting Team***

Die Methode *Reflecting Team* wird in der *Kollegialen Beratung* eingesetzt, um durch die Nutzung der Beobachtungsperspektive den Raum für Lösungen zu erweitern und Veränderungen in Gang zu bringen.

Von den Teilnehmenden wurde das Reflecting Team am häufigsten angewandt, um Ambivalenzen zu klären oder auch wenn es darum ging, Ziele zu präzisieren. Dabei beschrieben die Teilnehmenden immer wieder, wie die Vielfalt der Wahrnehmungen aus dem Reflecting Team die anfängliche Angespanntheit der ratsuchenden Person in eine gelöste Stimmung veränderte.

In einzelnen Gruppen fand die Durchführung des Reflecting Team in einer Variation statt: Ab und zu ergab sich in der dritten Phase noch einmal das Bedürfnis, ein weiteres Mal das Reflecting Team zu der gerade stattgefundenen Sequenz im Beratungsteam zu hören, sodass insgesamt fünf Phasen durchlaufen wurden. Mehr als fünf Phasen sind in der *Kollegialen Beratung* selten sinnvoll.

Das Üben dieser Methode fällt leichter, wenn die Gruppe schon einige Erfahrung in der *Kollegialen Beratung* gesammelt hat, zumal die Methode in der Durchführung von dem üblichen Ablaufschema einer *Kollegialen Beratung* abweicht. Daher wird sie oft als letzte Methode im Anleitungsprogramm trainiert. Besonders während der Einübungsphase kann, z. B. durch Unsicherheit oder Harmoniestreben, die Kommunikation des Reflecting Teams zögerlich und eher zurückhaltend ausfallen. In diesen Fällen werden nur wenige neue Ideen entwickelt. Dann kann die anleitende Person zur Metakommunikation anregen und ermutigen.

Zu Beginn des Einübens der Methode kann das „Einhalten-Wollen" aller Regeln die Arbeit im *Reflecting Team* erschweren. Die Konzentration ist dann oft eher auf das Beachten der Regeln gerichtet und weniger auf das Geschehen im Beratungsteam. Deshalb kann es hilfreich sein, sich auf bestimmte Regeln zu einigen, die in dieser Sitzung eingehalten werden sollen. Sukzessive kann dann in weiteren Sitzungen mit der Methode Reflecting Team das Einüben weiterer Regeln erfolgen.

Manchmal ist während des Trainings die für die Sitzung zu übende Methode nicht dienlich, um das ausgewählte Problem oder den ausgewählten Fall effektiv zu bearbeiten. Auch wenn das der anleitenden Person klar ist, kann die Methode trotzdem ausprobiert werden. Die Gruppenmitglieder erleben so im Verlauf der Methodendurchführung, dass nicht jede Methode für jedes Problem sinnvoll anwendbar ist. An der Auswahl der „richtigen" Methode können und sollen sich die Teilnehmenden dann unter Berücksichtigung ihrer bisherigen Erfahrung aktiv beteiligen. Handelt es sich um ein aktuelles Problem oder einen aktuellen Fall, sollte die Beratung dann anhand einer geeigneteren Methode noch einmal durchgeführt werden. Auf keinen Fall sollte die ratsuchende Person ohne Lösungsansatz aus der Sitzung gehen müssen. Für die zu übende Methode kann dann ein anderes Beispiel herangezogen werden. Um so vorgehen zu können, ist es notwendig, dass der zeitliche Rahmen nicht zu eng geplant ist.

Erfahrungen mit fiktiven Fällen

Für die meisten Gruppen fanden Trainingssitzungen anhand realer Fälle statt. Die Gründe für das Ausweichen auf einen fiktiven Fall waren entweder, dass der reale Fall oder die reale *Schlüsselfrage* nicht mit der zu übenden Methode sinnvoll zu bearbeiten war, oder dass es keinen aktuellen Fall gab, der bearbeitet werden sollte. Das Letztere traf in der Regel für Gruppen zu, die auch außerhalb der von der Schule festgelegten Termine *Kollegiale Beratungen* durchführten.

Selten hatte eine Gruppe die Entscheidung getroffen, die Anleitungsphase an fiktiven Fällen zu absolvieren. Der Grund für diese Entscheidung war immer, dass die Gruppenmitglieder echte Probleme nicht in der Gruppenzusammensetzung besprechen wollten. In den meisten Fällen wurde diese Entscheidung im Laufe der Anleitungsphase allerdings relativiert und es konnte durchaus an realen Fällen und Problemen gearbeitet werden.

Die Mitglieder einer Gruppe, die die Anleitungsphase ausschließlich an fiktiven Fällen absolviert hatten, erzählten, dass es ihnen später in selbstständigen *Kollegialen Beratung* Schwierigkeiten bereitete, die geeignete Methodenauswahl zu treffen und diese Methode dann anzuwenden. Sie führten das darauf zurück, dass sie sich während der Trainingsphase sowohl auf das Ausdenken und Weiterentwickeln eines Falles konzentrieren mussten als auch auf die Anwendung der Methode. In der ersten Phase ihrer selbstständigen *Kollegialen Beratungen* seien ihnen auch Zweifel gekommen, *„... ob das Ganze überhaupt was bringt ...“*. Erst nach und nach sei es ihnen gelungen, sich darauf einzulassen, reale Fälle zu bearbeiten und durch die Erfahrungen der anderen zu profitieren.

4 Literatur

Agnew, D. T. (1998): An evaluation of the Getz' Roanoke County School division's school counselor peer group clinical supervision program. Dissertation, Virginia Polytechnic Institute and State University.

Agnew, T., Vaught, C. C., Getz, H. G., Fortune, J. (2000): Peer group clinical supervision program fosters confidence and professionalism: Professional School Counseling 4 (1) Oct 2000, 6–12.

Akhurst, J. E., Kelly, K. (2006): Peer group supervision as an adjunct to individual supervision: Optimizing learning processes during psychologists' training. *Psychology Teaching Review, 12,* 1, 3–15.

Albers, B., Borger, M., Hasselhorn, H. M. (2005): Einfluss der Schulbildung auf den Wunsch, den Pflegeberuf zu verlassen. PrInterNet 05, 276–279.

Andersen,T. (Hrs) (1990): Das reflektierende Team. Dortmund: Modernes Leben.

Amelang, M., Schmidt-Rathjens, C. (2000): Kohärenzsinn als Prädiktor und Suppressor bei der Unterscheidung von Gesundheit und Krankheit. Zeitschrift für Gesundheitspsychologie 8, 3., 85–93. Göttingen Hogrefe.

Antonovsky, A. (1979): Health, stress and coping. San Francisco: Jossey-Bass.

Antonovsky, A. (1997): Salutogenese. Zur Entmystifizierung der Gesundheit. Deutsche erweiterte Herausgabe von Alexa Franke. Tübingen: Deutsche Gesellschaft für Verhaltenstherapie.

Antons, Klaus (1996): Praxis der Gruppendynamik Übungen und Techniken. 6. Aufl. Göttingen, Toronto, Zürich: Hogrefe.

Arbeitsgemeinschaft Deutscher Schwesternverbände und Pflegeorganisationen e.V. Pressemitteilung, 2/2002.

Arnold, R. (2012): Ich lerne, also bin ich. Eine systemkonstruktivistische Didaktik. 2. Aufl. Heidelberg: Carl-Auer-Verlag.

Assmann, Maren (2006): Beratung – eine Profession der Zukunft? Pädagogisches Seminar der Universität Göttingen.

Badura, B. (1990): Interaktionsstress. Zum Problem der Gefühlsregulierung in der modernen Gesellschaft. In: Zeitschrift für Soziologie, 5, 317–328. Stuttgart: Enke.

Badura, B., Hurrelmann, K., Laaser, U. (1993): System Krankenhaus. Arbeit, Technik, Patientenorientierung. Weinheim: Juventa.

Balint, M. (1957): Der Arzt, sein Patient und die Krankheit (2. Aufl.). Stuttgart: Klett.

Bamberger, G. G. (2001): Lösungsorientierte Beratung (2. Aufl.). Weinheim: Psychologie Verlags Union.

Bamberger, G. G. (2015): Lösungsorientierte Beratung (5. Aufl.). Weinheim: Beltz.

Bandura, A. (1979): Sozial-kognitive Lerntheorie (1. Aufl.). Stuttgart: Klett- Cotta

Becker, P. 1997: Psychologie der seelischen Gesundheit Band 1: Theorien, Modelle, Diagnostik (S. 517–534). Göttingen, Bern, Toronto, Seattle: Hogrefe.

Becker, P. (1997): Prävention und Gesundheitsförderung. In: Schwarzer (Hrsg.): Gesundheitspsychologie (2. Aufl.). Göttingen, Bern, Toronto, Seattle: Hogrefe.

Boettcher, Wolfgang (1985): Kollegiale Beratung in Schule Schulaufsicht und Referendarausbildung, Europäische Hochschulschriften: Reihe 11, Pädagogik 330.

Brem-Gräser, L. (1993): Handbuch der Beratung für helfende Berufe. Bd. 1. Basel, München: Reinhard.

Brem-Gräser, L. (1993): Handbuch der Beratung für helfende Berufe. Bd. 2. Basel, München: Reinhard.

Brem-Gräser, L. (1993): Handbuch der Beratung für helfende Berufe. Bd. 3. Basel, München: Reinhard.

Brinkmann, R. D. (2002): Intervision. Ein Trainings- und Methodenbuch für die kollegiale Beratung. Heidelberg: Sauer.

Brunstein, J.C. (1990): Hilflosigkeit, Depression und Handlungskontrolle. Göttingen, Bern, Toronto, Seattle: Hogrefe.

Büssing A, Perrar K.M. (1992): Die Messung von Burnout. Untersuchung einer Deutschen Fassung des Maslach Burnout Inventory (MBI-D). Diagnostica 38, 328–355.

Büssing, A., Glaser, J. (1994): Sozialverträgliche Arbeitsgestaltung in der Krankenpflege. Pflege 7, 124–136.

Büssing, A.(1997): Psychischer Streß und Burnout in der Krankenpflege: Ergebnisse im Längsschnitt. TU München Lehrstuhl für Psychologie.

Büssing, A., Glaser, J. (1999) Arbeitszeitgestaltung im Krankenhaus – Möglichkeiten der Flexibilisierung. Die Schwester/Der Pfleger 38, 602–607.

Büssing, A., Glaser, J. (2003): Dienstleistungsqualität und Qualität des Arbeitslebens im Krankenhaus. Göttingen: Hogrefe.

Carver, C. S., Scheier, M. F. (1998): On the self regulation of behaviour. Cambridge Univ. Press.

Degenhardt, C. (1994): Möglichkeiten und Grenzen der Supervision im Allgemeinkrankenhaus. In: H. Pühl (Hrsg.): Handbuch der Supervision 2 (S. 221–233). Berlin: Marhold.

Dietrich, G. (1983): Allgemeine Beratungspsychologie. Eine Einführung in die psychologische Theorie und Praxis der Beratung. Göttingen, Toronto, Zürich: Hogrefe.

Edelmann, W. (1996): Lernpsychologie (5. Aufl.), Weinheim und Basel: Beltz Psychologie Verlags Union.

Ehinger, W., Hennig, C. (1997): Praxis der Lehrersupervision Leitfaden für Lehrergruppen mit und ohne Supervisor (2. Aufl.). Weinheim und Basel: Beltz.

Fallner, H., Grässlin, H.-M. (1990): Kollegiale Beratung: eine Systematik zur Reflexion des beruflichen Alltags. Hille: Busch.

Fengler, J.; Sauer, S., Stawicki, C. (1994): Peer-Group-Supervision: In Pühl, H. (Hrsg.): Handbuch der Supervision 2 (S. 172–183). Berlin: Ed. Marhold.

Fiege, B. (1999): Einführung kollegialer Beratung in der Schule: eine Evaluationsstudie. Bielefeld, Univ. Diss.

Filipp, S.-H. & Frey, D. (1987): Das Selbst. In. Immelmann, K., Scherer, K. R., Vogel, C. (Hrsg.). Funkkolleg Psychobiologie: Verhalten bei Mensch und Tier. Studienbegleitbrief 8. Weinheim: Beltz, 11–56.

Filipp, S.-H. (1995): Kritische Lebensereignisse (3. Aufl.). Weinheim: Psychologie Verlags Union.

Fröhlich, W. D. (1994): Beratung, in: DTV Wörterbuch zur Psychologie, 85–86. München.

Glaser, J., Höge, T., Weigl, M. (2005): Psychische Belastungen bei Pflegekräften und Ärzten im Krankenhaus. Zeitschrift für Arbeitswissenschaft, 59, 143–151.

Greif, S. (Hrsg.) (1991): Psychischer Streß am Arbeitsplatz. Göttingen: Hogrefe.

Haas-Unmüssig, P. Wald, A. (2002): Lösungen gemeinsam finden. In: Forum Sozialstation, 118, 18–21.

Heckhausen, H., Heckhausen, J. (2005): Motivation und Handeln (3. Aufl.), Berlin: Springer.

Henning, C. (1989): Die Rolle des Beraters und die Funktion von Beratung. In: Bachmeier et.al (1989): Beraten will gelernt sein (119–143). Weinheim Basel: Beltz

Herwig-Lempp, J. (2004): Ressourcenorientierte Teamarbeit Systemische Praxis der kollegialen Beratung. Lern- und Übungsbuch. Göttingen: Vandenhoek & Ruprecht.

Höge, Th. (2001): Arbeitsbelastung, salutogene Persönlichkeit und Beanspruchung Dissertation TU München.

Hurrelmann, K. (2010): Gesundheitssoziologie: Eine Einführung in sozialwissenschaftliche Theorien von Krankheitsprävention und Gesundheitsförderung (7. Aufl.). Weinheim: Juventa.

Hüter, G. (2011): Biologie der Angst: Wie aus Streß Gefühle werden. Göttingen: Vandenhoek & Ruprecht.

Isfort, Michael (2008): Wenn die Arbeit zur Last wird. In: Die Schwester – Der Pfleger, 6, 498–500.

Jerusalem, M. (1990): Persönliche Ressourcen. Vulnerabilität und Streßerleben. Göttingen, Bern, Toronto, Seattle: Hogrefe.

Joraschky, P (1996): *Die System- und Strukturdiagnose*. In: Cierpka, M. (Hrsg.) (1996): Handbuch der Familiendiagnostik (S. 317–335). Berlin, Heidelberg, New York: Springer.

Klemme, B., Siegmann, G. (2006): Clinical Reasoning: Therapeutische Denkprozesse lernen. Stuttgart: Thieme.

Klemperer, David (2010): Sozialmedizin – Public health. Bern: Hans Huber.

Koch-Straube, U. (2001): Beratung in der Pflege. Bern, Göttingen, Toronto, Seattle: Hans Huber.

Koß, A. (2000): Kollegiale Supervision. In: Dr. med. Mabuse, 124, 52–55. Frankfurt/Main.

Krause, Ch. (2003): Pädagogische Beratung: Was ist, was soll, was kann Beratung. In: Krause Ch., Fittkau, B., Fuhr, R., Thiel, U. (Hrsg.) (2003): Pädagogische Beratung (S. 15–31). Paderborn, München, Wien, Zürich: Ferdinand Schöning.

Krause Ch., Fittkau, B., Fuhr, R., Thiel, U. (Hrsg.) (2003): Pädagogische Beratung. Paderborn, München, Wien, Zürich: Ferdinand Schöning.

Kugemann W. F., Gasch, B.(2002): Lerntechniken für Erwachsene. Reinbek: Rowohlt.

Lazarus, R. S. (1995): Streß und Streßbewältigung – ein Paradigma. In: Filipp (Hrsg.) (1995): Kritische Lebensereignisse (3 Aufl.) (S. 198–232). Weinheim: Psychologie Verlags Union.

Leppin, A.; Schwarzer, R. (1997): Sozialer Rückhalt, Krankheit und Gesundheitsverhalten. In: Schwarzer (Hrsg.) (1997): Gesundheitspsychologie (2. Aufl.) (S. 349–373). Göttingen, Bern, Toronto, Seattle: Hogrefe.

Linderkamp, R. (2011): Kollegiale Beratungsformen – Lerntheoretische und empirische Zugänge zu Genese, Stand und Entwicklung. Bielefeld: Bertelsmann.

Merton, Robert K. (1957): Social theory and social structure. Revised and enlarged edition. Glencoe, Illinois: The free Press.

Metz, A.-M., Neuhaus, K., Kunze, D. (2005): Gesund pflegen im Krankenhaus. Bundesanstalt für Arbeitsschutz und Arbeitsmedizin (Hrsg.). Dortmund, Dresden: INQA.

Meyer, H. (1989): Unterrichtsmethoden II: Praxisband (2. Aufl.). Frankfurt am Main: Scriptor.

Moreno, J. L. (2001): Psychodrama und Psychometrie. Köln: Edition Humanistische Psychologie.

Müller, H. (2002): Am Anfang ist Struktur. Kollegiale Beratung in der Gruppe. In Forum Sozialstation 118, 16–17.

Müller, P.-M. (2009): Fall studiert – Fall kapiert? Fallstudienarbeit als Bindeglied im Praxis-Theorie-Praxis-Zirkel. In Pflegewissenschaft 2, 81–94.

Mutzeck, Wolfgang (2002): Kooperative Beratung Grundlagen und Methoden der Beratung und Supervision im Berufsalltag (5. Aufl.). Weinheim, Basel: Beltz Taschenbuch.

Nold, B. (1998): Kollegiale Praxisberatung in der Lehrerausbildung. Konzeptualisierung und Evaluation eines Modells für den Vorbereitungsdienst. Tübingen: MVK.

Oelke, U; Scheller, I; Ruwe, G. (2000): Tabuthemen als Gegenstand szenischen Lernen in der Pflege. Bern, Göttingen, Toronto, Seattle: Hans Huber.

Ott-Nold, B. (1995): Kollegiale Praxisberatung auf der Basis der „Subjektiven Theorien“ von LehramtsanwärterInnen. In: Pädagogik und Schulalltag, 50, 1, 107–113.

Overlander, G. (2000): Die Last des Mitfühlens, Aspekte der Gefühlsregulierung in sozialen Berufen am Beispiel der Krankenpflege. Frankfurt am Main: Mabuse.

Pallasch, W., Mutzeck, W., Reimers, H. (1996): Beratung – Training – Supervision: Eine Bestandsaufnahme über Konzepte zum Erwerb von Handlungskompetenz in pädagogischen Arbeitsfeldern. Weinheim: Juventa.

Perrar, K. M. (1995): Zum Verhältnis von Burnout und psychischem Streß in der Krankenpflege. Dissertation, Medizinische Fakultät der Rheinisch-Westfälischen Technischen Hochschule Aachen.

Prager, S. (1996): Psychische und physische Arbeitsbelastung und -beanspruchung von Krankenpflegepersonal. Die Schwester – Der Pfleger, 6, 560–568.

Pühl, H. (Hrsg.) (2000): Handbuch der Supervision 2 (2. Aufl.). Berlin: Ed. Marhold im Wiss.-Verlag Spiess.

Rechtien W. (1998): Beratung, Theorien, Modelle und Methoden. München, Wien: Profil.

Rheinberg, F. (1989): Zweck und Tätigkeit: Motivationspsychologische Analysen zur Handlungsveranlassung. Göttingen: Hogrefe.

Richter, G. (2000): Psychische Belastung und Beanspruchung. Dortmund: Bundesanstalt für Arbeitsschutz und Arbeitsmedizin.

Robert-Koch Institut (2009): Gesundheitsberichterstattung des Bundes Heft 46: Beschäftigte im Gesundheitswesen. Berlin.

Roddewig, Marion (2013) Kollegiale Beratung in der Gesundheits- und Krankenpflege. Auswirkungen auf das emotionale Befinden von Auszubildenden. Frankfurt: Mabuse-Verlag.

Roddewig, Marion (2016). Kollegiale Beratung in der Gesundheits- und Krankenpflegeausbildung, *PADUA* Jg. 11, Heft 1, 37–44.

Rogers, Carl (2010): Therapeut und Klient: Grundlagen der Gesprächspsychotherapie (20. Aufl.). Frankfurt: Fischer.

Rotering-Steinberg, S. (1983): Anleitung zum Selbstgruppentraining für Lehrergruppen. Weinheim und Basel: Beltz.

Rotering-Steinberg, S. (1990): Ein Modell kollegialer Supervision. In Pühl, H. (Hrsg.) (1990): Handbuch der Supervision (S. 428–440) Berlin: Ed. Marhold.

Rotering-Steinberg, S. (2005): Anleitungen zur Kollegialen Supervision und Qualitätszirkelarbeit sowie Kollegialen Coaching. (2. korrigierte, erweiterte und aktualisierte Fassung von 1999.) Tübingen: Deutsche Gesellschaft für Verhaltenstherapie.

Satir, V. (1999): Kommunikation Selbstwert Kongruenz. Paderborn: Junfermann.

Scheller, I. (1998): Szenisches Spiel. Handbuch für die pädagogische Praxis. Berlin: Cornelsen Scriptor.

Schlee, Jörg (2004): Kollegiale Beratung und Supervision für pädagogische Berufe. Stuttgart: Kohlhammer.

Schlüter, G. (1992): Berufliche Belastungen in der Krankenpflege. Melsungen: Bibliomed.

Schmidbauer, W. (1984): Die hilflosen Helfer- über die seelische Problematik der helfenden Berufe. Reinbek: Rowohlt.

Schmidbauer, W. (1985): Helfen als Beruf. Reinbek: Rowohlt.

Schmidbauer, W. (2002): Helfersyndrom und Burnout-Gefahr. München, Jena: Urban & Fischer.

Schröder, Kerstin (1997): Persönlichkeit, Ressourcen und Bewältigung. In: Gesundheitspsychologie (2. Aufl.) (S. 319–347). Göttingen, Bern, Toronto, Seattle: Hogrefe.

Schulz von Thun, F. (1989): Miteinander reden 1. Störungen und Klärungen. Reinbek: rororo.

Schulz von Thun, F. (1990): Miteinander reden 2. Stile, Werte und Persönlichkeitsentwicklung. Reinbek: rororo.

Schulz von Thun, F. (1999): Miteinander reden 3. Das „Innere Team" und situationsgerechte Kommunikation. Reinbek: rororo.

Schwäbisch, L., Siems, M. (1998): Anleitung zum sozialen Lernen für Paare, Gruppen und Erzieher. Reinbek: rororo.

Schwarzer, Ch. & Posse, N. (1986): Beratung. In: Weidenmann, B., Krapp, A. (Hrsg.) (1986): Pädagogische Psychologie. München: Psychologie Verlags Union, 631–666.

Schwarzer, R. (1997): Gesundheitspsychologie (2. Aufl.). Göttingen, Bern, Toronto, Seattle: Hogrefe.

Sembill, D. (1992): Problemlösefähigkeit, Handlungskompetenz und Emotionale Befindlichkeit. Göttingen, Bern, Toronto, Seattle: Hogrefe.

Sickendiek, U., Engel, F., Nestmann, F. (1999): Beratung. Eine Einführung in sozialpädagogische und psychosoziale Beratungsansätze. Weinheim, München: Juventa.

Thiel, H.-U. (2000): Zur Verknüpfung von kollegialer und professioneller Supervision. In: Pühl. H. (Hrsg.) (2000): Handbuch der Supervision 2 (S. 184–200). Berlin: Ed. Marhold

Thiel, H.-U. (2003): Supervision und Coaching als berufsbezogene Unterstützungsformen. In: Krause Ch., Fittkau, B. Fuhr, R. Thiel, U. (Hrsg.) (2003): Pädagogische Beratung (S. 315–326). Paderborn, München, Wien, Zürich: Schöning.

Thiersch, H. (1992): Lebenswelt Soziale Arbeit. Aufgaben und Praxis im sozialen Wandel. Weinheim, München: Juventa.

Tietze, K.-O. (2003): Kollegiale Beratung. Problemlösungen gemeinsam entwickeln. Reinbek: rororo.

Tietze, K.-O. (2010): Wirkprozesse und personenbezogene Wirkungen von Kollegialer Beratung . Theoretische Entwürfe und empirische Forschung. Wiesbaden: VS Verlag für Sozialwissenschaften.

Tracogna, U., Klewer, J., Kugler, J. (2002): Gesundheitsverhalten und Gesundheitszustand von Krankenpflegepersonal – Eine Literaturübersicht. Stuttgart, New York: Thieme.

Veith, Th. (2002): Kollegiale Beratung und Lernkulturentwicklung, Magisterarbeit. Fakultät für Sozial- und Verhaltenswissenschaften der Ruprecht-Karls-Universität Heidelberg.

Vester, Frederic (2004): Denken, Lernen, Vergessen (30. Aufl.). München: Deutscher Taschenbuch Verlag.

Volk- von Bialy (2002): Lernen in Inszenierungen. In: Wiechmann, Jürgen (Hrsg.) (2002): Zwölf Unterrichtsmethoden (S. 83–98). Weinheim, Basel: Beltz.

Von Schlippe, A. (1995): Familientherapie im Überblick Basiskonzept Formen, Anwendungsmöglichkeiten. Paderborn: Junfermann.

Von Schlippe, A., Schweitzer, J. (2016): Lehrbuch der systemischen Therapie und Beratung. Das Grundlagenwissen 3. Aufl. Göttingen: Vendenhoeck & Ruprecht

Vopel, Klaus W. (1999): Lernstrategien und Experimente für Beratung, Training und Therapie Teil 1 Sich mitteilen lernen. Salzhausen: Iskopress

Vopel, Klaus W. (2008): Kreative Konfliktlösung. Salzhausen: Iskopress

Watzlawick, P. Beavin, J. H., Jackson, D. D. (1985): Menschliche Kommunikation: Formen, Störungen, Paradoxien. Stuttgart, Wien: Huber

Weber, H. & Kirsch, H. (2000): Eine „gemeinsame Wirklichkeit herstellen“. Das Drei- Funktionen-Modell zur Unterstützung der kommunikativen Kompetenz von Pflegenden. Pflegemanagement 5, 115–131.

Weber, S. (1999): Supervision in der Pflege. Professionalisierung-Qualitätssicherung-Reflexion. Pflegemanagement 1, 43–47.

Weidner, F. (2011): Im Wettbewerb um Pfleger können wir nicht mehr mithalten Süddeutsche Zeitung 18.1.2012.

Weyermann, U. (1990): Die Arbeitssituation des Pflegepersonals – Strategien zur Verbesserung. Pflege 2, 119–130.

Wohlfender, D. (2000): Langfristige Berufszufriedenheit in der direkten Pflege. In: Pflege 2000, 389–395. Bern: Hans Huber.

Zorga, S., Dekleva, B., Kobold, A. (2001): The process of internal evaluation as a tool for improving peer supervision. International Journal for the Advancement of Counseling 23, 151–162.

Zygowsky, Hans (1989): Grundlagen psychosozialer Beratung: Ein modelltheoretischer Entwurf zur Neubestimmung psychischer Störungen. *Opladen: Westd. Verlag*

Internetrecherche

Ausbildungs- und Prüfungsverordnung für die Berufe in der Krankenpflege (KrPflAPrV) (PDF). www.gesetze-im-internet.de/bundesrecht/krpflaprv_2004/gesamt. *(Zugriff 12.02.2012).*

Behrens, J., Horbach, A., Müller, R. (2009): Forschungsstudie zur Verweildauer in Pflegeberufen in Rheinland-Pfalz (ViPb). www.medizin.uni-halle.depflegewissenschaft/index.php?id=341. (Zugriff 06.02.2012).

Egger, J. W. (2008): Der lange Weg von der Psychosomatik zur aktuellen biopsychosozialen Medizin. Akademie für Fortbildung in der Psychotherapie. www.afp-info.de/Egger-J-W–2008-Das-biopsy.186.0.html. (Zugriff 25.02.2012).

Erklärung Spitzengespräch KMK-BM31–1–12logos.

www.bmbf.de/.../Erklaerung_SpitzengespraechKMK_BMBF31_1_1... (Zugriff 06.02.2012).

Flieder, M.: Aufgeben oder durchhalten? Zum Mythos von Fluktuation und Verbleib im Pflegeberuf. www.asfh-berlin.de/index.php?id=784. (Zugriff 10.10.2007).

Flieder, M.: Kollegiale Beratung als autonomes Handlungsfeld für die Pflege (PDF) *profs.efh-darmstadt.de/fileadmin/uploads/.../kollegiale_beratung.pdf.* (Zugriff 10.11.2011).

Gesundheitsförderung – Salutogenese. www.pflegeausbildung.de/projekt_im_projekt/bayern.php?. (Zugriff 28.06.2004).

NEXT Nurses' early exit study: www.next-study.net. *(Zugriff 1.11.2011).*

Wittich, A. (2004): Supervision in der Krankenpflege Formative Evaluation in einem Krankenhaus der Maximalversorgung, Dissertation www.freidok.uni-freiburg.de/volltexte/1368/pdf/Diss-Wittich.pdf. *(Zugriff 12.03.2012).*